FEB 0 9 2018

NUTRICIÓN para DEPORTISTAS

Olga López Torres

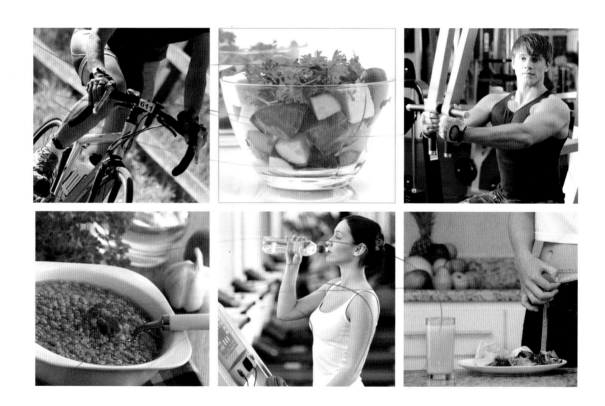

LIBSA

A MI FAMILIA Y A NACHO, POR APOYARME,
AYUDARME Y AGUANTARME.
A JOSE POR PENSAR EN MÍ Y RECORDARME.
A MARCELA, POR ACOGERME.

© 2017, Editorial Libsa
C/ San Rafael, 4
28108 Alcobendas (Madrid)
Tel.: (34) 91 657 25 80
Fax: (34) 91 657 25 83
e-mail: libsa@libsa.es
www.libsa.es

ISBN: 978-84-662-3457-3

Colaboración en textos: Olga López Torres.
Edición: equipo editorial Libsa.
Diseño de cubierta: equipo de diseño Libsa.
Maquetación: Julián Casas y equipo de maquetación Libsa.
Fotografías e ilustraciones: Shutterstock Images, 123RF y archivo Libsa.

Contenido

Introducción

EVOLUCIÓN NUTRICIONAL

Nuestro primer antepasado, el hombre primitivo, era básicamente cazador y recolector. Por lo tanto, la fuerza y forma físicas jugaban un papel indispensable en su supervivencia.

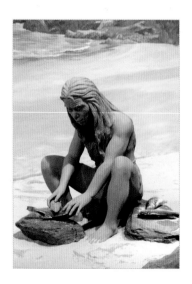

EL HOMBRE

PRIMITIVO NECESITABA DE SU CONDICIÓN FÍSICA PARA PODER GARANTIZAR SU ALIMENTACIÓN.

Aunque no tenemos que irnos tan lejos. Nuestros antepasados más recientes tampoco disponían de todas las comodidades de las que disponemos hoy en día. **Ellos no tenían coches: iban a caballo; no tenían lavadora ni lavavajillas:** limpiaban a mano; los hombres trabajaban duramente en el campo, en la mina o con el ganado...

El proceso de industrialización y los avances tecnológicos nos han ido facilitando las cosas, delegando gran parte del trabajo en las máquinas. Por este motivo, la sociedad actual, cada vez más volcada en el sector servicios, tiende hacia un estilo de vida sedentario. La demanda física ha disminuido a costa de un aumento de la intelectual, lo que nos obliga a permanecer muchas horas sentados (frente a un ordenador, en eternas reuniones de empresa, en largos viajes en avión, sentados en el coche, etc.). **A esto tenemos que sumarle el consumo, cada vez mayor, de comida rápida y precocinada**, con mucha grasa y azúcares y una alimentación poco sana y equilibrada.

Por otro lado, la evolución fisiológica del cuerpo humano no es tan rápida. Nuestro cuerpo está diseñado de tal manera que necesita cierto nivel de actividad física para mantenerse sano. **Este descenso en la actividad unido a la mala**

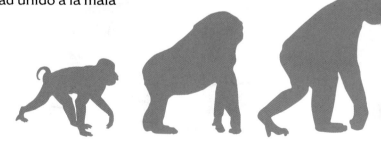

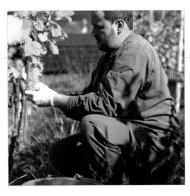 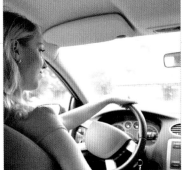 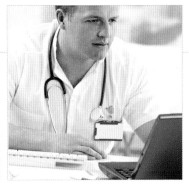

EL RITMO DE VIDA ACTUAL nos obliga a permanecer mucho tiempo sentados en detrimento de la actividad física.

alimentación está provocando la aparición de nuevas enfermedades y el aumento de otras, tales como: enfermedades cardiovasculares, obesidad, problemas metabólicos…

La tecnología está aquí y no podemos negarla, lo que sí que podemos hacer es adaptarnos. Si nuestros antepasados trabajaban con el cuerpo y descansaban en sus ratos libres, a nosotros nos toca hacer lo contrario: trabajamos sentados y en el tiempo libre nos movemos. Gracias a los avances médicos y a la mejora de las condiciones laborales y sociales, **la esperanza de vida ha aumentado ocho años en las últimas décadas.** Pero debido a la falta de actividad y a la mala alimentación, aunque ahora vivimos más años, lo hacemos con peor calidad. **Es decisión de cada uno si se hace algo al respecto.** Las opciones de actividad física son infinitas y siempre habrá alguna que nos guste hacer, igual que comer sano.

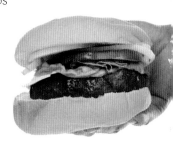

Este libro pretende guiarnos hacia un estilo de vida saludable por medio de una alimentación sana y la práctica de ejercicio con el objetivo de conseguir una mejor calidad de vida. **A través de la práctica de nuestro deporte favorito podremos combinar un entrenamiento planificado con la dieta adecuada para él,** consiguiendo el mejor rendimiento y logrando así nuestros objetivos.

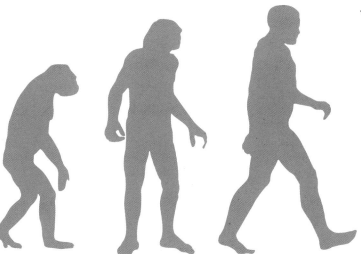

Conceptos básicos de nutrición, como **elegir la dieta más adecuada** o como aplicar dicha dieta al entrenamiento de nuestro deporte preferido, son algunas de las preguntas que este libro espera resolver.

ACTIVIDAD Y SEDENTARISMO

Aunque en épocas pasadas no era así, hoy en día, cada vez es más normal tener un trabajo que nos obliga a permanecer sentados durante muchas horas. El *boom* que se produjo hace algunas décadas en el sector servicios ha provocado que **más de dos tercios de la población tenga un trabajo sedentario.** Por lo general, estos trabajos demandan mucha concentración y esfuerzo intelectual, lo que hace que al acabar la jornada nos sintamos agotados y que solo nos apetezca irnos a casa a sentarnos frente el televisor. Por desgracia, **nuestro organismo no acepta tan rápidamente permanecer sedentario** y sus funciones básicas necesitan de la actividad física para funcionar correctamente y estar sano.

EL TRABAJO INTELECTUAL NOS CANSA MENTALMENTE, PERO NO PONE A FUNCIONAR NUESTRO CUERPO. PARA ELLO, NECESITAMOS COMPLEMENTAR CON EL EJERCICIO FÍSICO.

Después de trabajar ocho horas sentados en una oficina, nos sentimos agotados, pero ese cansancio es solo a nivel mental, no físico. Está comprobado que **la práctica de actividad física, de cualquier tipo, elimina tensiones, libera estrés y mejora la calidad del sueño,** ayudándonos a descansar. Aunque suene paradójico: ¡hacer ejercicio descansa!

Pero el problema no es solo el cambio en las tendencias de trabajo. **Las nuevas tecnologías nos ofrecen la posibilidad de innumerables opciones de ocio sin salir de casa** y sin movernos del sofá: consolas y videojuegos, *home cinema*, redes sociales e internet… Si a todo esto le sumamos el uso abusivo del coche, los ascensores o las escaleras mecánicas, llegamos a la conclusión de que nuestro día a día es totalmente inactivo.

Vivimos en una sociedad desarrollada, en la que la cantidad de alimento no es un problema y tenemos acceso o todo tipo de productos sin límite, no podemos hablar de malnutrición infantil o hambrunas. Pero lo que debería ser una gran ventaja y un privilegio, se ha convertido en un arma muy peligrosa. **La sobrealimentación y la malnutrición** (alimentación desequilibrada) en los países desarrollados son los problemas más graves, ya que derivan en obesidad, problemas cardiacos o altos índices de cáncer.

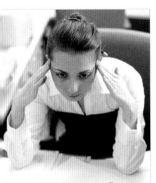 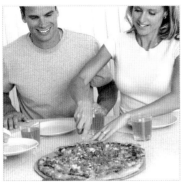 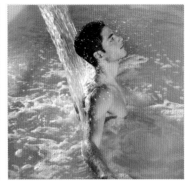 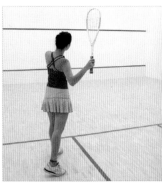

UNA VIDA SEDENTARIA y unos hábitos alimenticios erróneos pueden corregirse con una alimentación equilibrada y la práctica constante de algún deporte.

La incorporación de la mujer a un mercado laboral más justo e igualitario ha devenido, sin embargo, en un aumento de **la oferta de comida preparada y de comida rápida**, la falta de tiempo para cocinar o la necesidad de tener que comer fuera de casa la mayoría de los días, lo que ha influido mucho en los hábitos alimenticios de la población en estos países.

Si juntamos ambas cosas –la falta de actividad física y la malnutrición–, conseguimos una bomba de relojería para el cuerpo. Está en nuestras manos hacer algo para cambiar esto: hacer ejercicio físico y comer sano es el camino. Afortunadamente, en los últimos tiempos nos hemos ido dando cuenta de este problema. **Los supermercados se han llenado de alimentos bajos en grasa,** productos *light*, ecológicos o enriquecidos. Ha aumentado el número de gimnasios, la oferta de ocio en la naturaleza y al aire libre, el turismo rural o de deportes colectivos e individuales. **Cada vez hay más piscinas cubiertas, municipales o privadas, donde se puede ir a nadar incluso en invierno,** polideportivos donde es posible jugar al tenis, al pádel o al squash. El número de zonas verdes y espacios abiertos está aumentando en las ciudades, lo que permite salir a hacer *footing* sin problemas de coches o asfalto...

Los medios están ahí, al alcance de todos. Tal vez no nos apetezca ir a un gimnasio a correr en la cinta, pero sí caminar por el monte o jugar un partido de baloncesto con amigos. Es posible que el tofu no nos seduzca, pero que no nos desagrade un salmón al horno. Siempre hay una opción. El ponerse en marcha depende de nosotros mismos. ¿Continuamos?

Riego neuronal

Corazón

Articulaciones

Tránsito intestinal

Fundamentos nutricionales

HISTORIA DE LA NUTRICIÓN HUMANA

Nuestros antepasados prehistóricos eran cazadores y recolectores. Basaban su existencia en sobrevivir y para ello era imprescindible conseguir alimento suficiente. Comían lo que tenían y encontraban sin poder elegir demasiado.

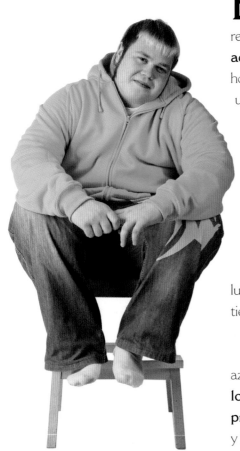

EL SOBREPESO Y LA OBESIDAD

ES PRODUCTO DE LA SOCIEDAD DE LA OPULENCIA DE FINALES DEL SIGLO XX Y DEL SIGLO XXI.

En la Edad Media, aunque el ser humano había evolucionado mucho, la situación respecto a la comida no era muy diferente. El cultivo de la tierra y el cuidado del ganado eran **las actividades básicas para poder comer y sobrevivir.** Los hombres desgastaban mucha energía diaria para poder tener un plato de comida. Eran solo unos pocos los privilegiados que podían permitirse el lujo de no tener que trabajar duro para comer.

Si seguimos avanzando en la historia, en los siglos XVIII y XIX, la **falta de alimentos** seguía estando muy presente en la sociedad. Aunque la consolidación del sistema de clases sociales desequilibraría aún más las cosas. Por un lado, están los nobles y burgueses, clase alta que dispone de todos los lujos y, por el otro, los plebeyos, clase campesina u obrera que tiene que trabajar duro para conseguir su ración de comida.

El siglo XX estuvo marcado por las sucesivas guerras que azotaron el mundo. Durante los periodos de guerra y posguerra **los alimentos escaseaban provocando malnutrición y problemas de salud entre la población.** El deterioro físico y la debilidad eran fatídicas para los ejércitos. Los países necesitaban hombres fuertes, soldados sanos que pudieran luchar en el frente. Todo esto llevó a algunos gobiernos, especialmente durante la Segunda Guerra Mundial, a establecer planes de acción para enseñar a la población a llevar una alimentación sana y equilibrada, que aportara los nutrientes necesarios y que fuera barata y accesible en tiempos de guerra. Ya que no había cantidad, se buscaba la calidad.

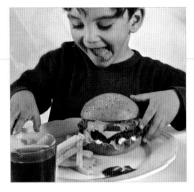
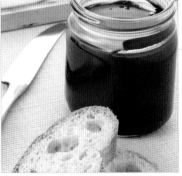
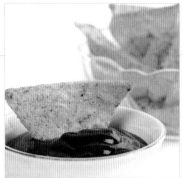

En los años 60 y 70, con el perido bélico ya sobrepasado, el desarrollo económico experimenta una eclosión. La gente quiere olvidar las penas pasadas y tener una buena calidad de vida. Los alimentos no escasean y la oferta aumenta. La sociedad se va volviendo cada vez más consumista: quien más tiene es quien más vale. En lo referente a la comida sucede lo mismo. **La población pasa de no tener qué comer a tener muchas opciones. Se empieza a comer mucho y mal. El problema de la sobrealimentación aumenta rápidamente.** La aparición de la comida rápida, los productos preparados, la bollería industrial, o el aumento del consumo de fritos son algunas de las causas. Solo como ejemplo: España es uno de los países europeos con mayor número de niños obesos. En la actualidad uno de cada tres niños españoles sufre problemas de obesidad.

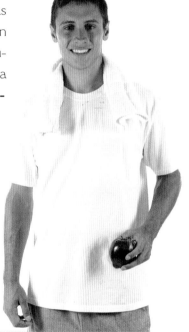

Nutrición y alimentación

¿QUÉ PODEMOS HACER PARA ELEGIR BIEN LO QUE COMEMOS?

En primer lugar, es importante diferenciar dos conceptos que, aunque a menudo se usen indistintamente, son diferentes:

Alimentación: se entiende por alimentación el conjunto de alimentos que seleccionamos e ingerimos. En otras palabras: lo que elegimos comer y comemos. Es una acción voluntaria y consciente.

Nutrición: se entiende por nutrición el conjunto de reacciones y procesos metabólicos que suceden en el interior del organismo y por los cuales se digieren, asimilan y transforman los alimentos ingeridos. Es decir, lo que ocurre dentro del cuerpo con lo que hemos comido. Es un proceso involuntario e inconsciente.

Con esto, llegamos a la conclusión de que si queremos tener una buena nutrición, debemos empezar por llevar una alimentación sana, y para ello necesitamos escoger bien los alimentos que comemos.

TRAS APORTAR LOS NUTRIENTES a través de los alimentos, el organismo los transforma y modifica según sus necesidades.

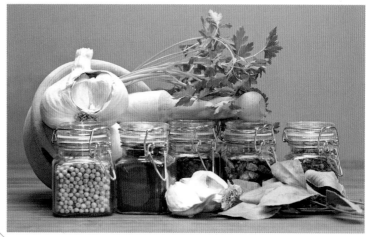

DIGESTIÓN

Proceso intestinal

Sangre

Celulosa

Almidón

$CO_2 + H_2O$

Glucosa

Glucosa

$CO_2 + H_2O$

Células del cuerpo

Glucosa

Esófago

Intestino delgado

Estómago

Intestino grueso (colon)

Apéndice

Recto

ALIMENTACIÓN Y SALUD

Si la alimentación es el conjunto de alimentos que ingerimos, de nuestra alimentación dependerá nuestra nutrición y esta, a su vez, influirá en nuestra salud. Por lo tanto, alimentación y salud están íntimamente relacionadas.

Una alimentación sana y equilibrada es básica para disfrutar de una vida saludable, pero ¿qué es una alimentación sana? Nuestro cuerpo necesita sustancias del exterior para funcionar correctamente. Tras serle aportadas dichas sustancias, **el organismo las transforma y modifica según sus necesidades**. Si las sustancias que aportamos son insuficientes, son demasiadas o no son las adecuadas, el cuerpo no puede obtener lo que necesita o en **las cantidades que necesita**. El resultado será una mala nutrición que puede derivar en problemas de salud. En definitiva, si los ladrillos con los que construimos la casa son pocos o de mala calidad, la casa se acabará cayendo.

Alimentos son todos, nutrientes solo algunos

ES IMPORTANTE DIFERENCIAR TAMBIÉN ENTRE ALIMENTO Y NUTRIENTE

Alimento: todo aquello que se ingiere o se puede ingerir, sin diferenciar si es bueno o no para el organismo, o si es o no aprovechable.

Nutriente: hace referencia a aquellos alimentos que tras ser ingeridos, son aprovechados y usados por el cuerpo.

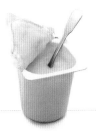
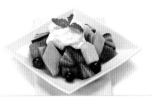
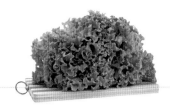
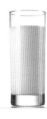

La siguiente pregunta que nos surge es: ¿Cómo lo hago para tener una alimentación equilibrada? A lo largo de la historia, las sociedades han ido evolucionando y con ellas el tipo de alimentación. La sociedad actual oferta mucha variedad de productos que compiten entre sí por atraer al consumidor. Por ello, estos productos buscan ser los más sabrosos, con la mejor textura y llamativos a la vista. **La grasa contribuye a la palatabilidad (gusto) de los alimentos, por su sabor y su textura.** Todas las grasas y aceites actúan como transportador de elementos solubles en grasa, que confieren a los alimentos su sabor. Las características de las grasas y los aceites tienen también importancia en la producción y elaboración de los alimentos, además de en la textura y apariencia del producto final. Es decir, **cuanta más grasa contenga un alimento, más sabroso nos resulta.** Por todo esto, los productos envasados, precocinados o la bollería industrial llevan mucha grasa para hacerlos más atractivos al consumidor. Esta es la razón por la que, por lo general, las comidas nos saben más ricas si les añadimos salsas, queso o nata, que son productos muy grasos.

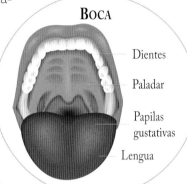

BOCA

Dientes

Paladar

Papilas gustativas

Lengua

La percepción del sabor está en las papilas gustativas de la lengua. Cada sabor tiene un umbral específico (cantidad de dicho sabor necesaria para que la papila lo perciba). Si sometemos a las papilas a un estímulo repetidamente, disminuye su sensibilidad, así que necesitaremos que las comidas tengan más sabor para que nos sepan. **Esto ocurre a menudo con el picante o con la sal, por lo que muchas comidas nos saben sosas.** Si estamos acostumbrados a comer alimentos con mucha grasa, muy condimentados o con muchas salsa, tendremos un umbral muy alto, lo que significa que aquellos alimentos que no alcancen dicho umbral, no nos sabrán a nada. Este umbral se puede bajar si, progresivamente, nos acostumbramos a comer alimentos menos grasos o menos aderezados, lo que nos llevará a saborear plenamente, por ejemplo, alimentos que en principio no son muy sabrosos, como la lechuga o los champiñones.

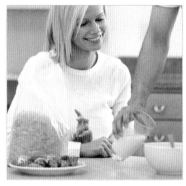
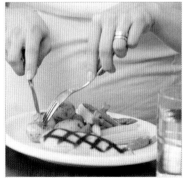
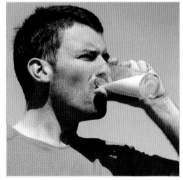

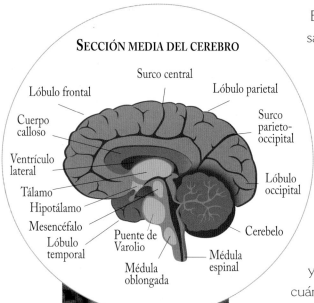

SECCIÓN MEDIA DEL CEREBRO

Surco central

Lóbulo frontal

Lóbulo parietal

Cuerpo calloso

Surco parieto-occipital

Ventrículo lateral

Lóbulo occipital

Tálamo

Hipotálamo

Mesencéfalo

Cerebelo

Lóbulo temporal

Puente de Varolio

Médula espinal

Médula oblongada

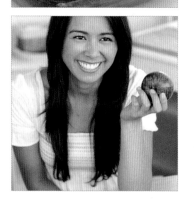

COMER BIEN

SIGNIFICA COMER VARIADO Y
TENER EN CUENTA LOS
GRUPOS DE ALIMENTOS DE
LA PIRÁMIDE NUTRICIONAL.

Es decir, las papilas gustativas se acostumbran a los sabores, lo que hace que cada vez necesitemos comidas con más sabor. Como lo que les da el sabor es la grasa, cuanta más grasa comemos, menos nos gustan los alimentos que no tienen grasa. Pero este proceso es reversible.

Por otro lado, **el hipotálamo** (la parte del cerebro encargada de regular los ciclos de hambre y saciedad) **es incapaz de regular el estado de saciedad correctamente** si comemos mucho azúcar o grasas. Los ciclos se descoordinan y no se puede controlar cuándo tenemos hambre y cuándo estamos saciados.

En resumen, los alimentos ricos en grasa son mas sabrosos, pero menos sanos. **Debemos acostumbrar el cuerpo a saborear comidas que no tengan tanta grasa** disminuyéndolas y sustituyéndolas por otras menos grasas. Se puede concluir que, para llevar una alimentación sana, hay que...

Comer variado y en las cantidades necesarias (las necesidades no son iguales para deportistas, personas sedentarias, niños o adultos…). Comer variado significa incluir alimentos de los cinco grupos : 1.º **cereales y legumbres**, 2.º **lácteos**, 3.º **carnes, pescados y huevos**, 4.º **frutas**, 5.º **verduras y hortalizas.** Para aportar las cantidades adecuadas hay que considerar la edad, el peso, la altura, el sexo y el nivel de actividad física. Todos los cálculos necesarios se explican detalladamente en este libro más adelante.

No hay alimentos que engorden. Ningún alimento tiene en sí la capacidad de engordar. Podemos hablar de **alimentos con mayor densidad calórica, de los que comiendo menos nos aportan más calorías;** pero en las cantidades adecuadas, cualquier alimento es válido.

Debemos intentar **reducir la cantidad de grasa de los alimentos, así como los condimentos y aderezos,** para que el umbral del sabor sea más bajo.

LOS NUTRIENTES

Los principios inmediatos o biomoléculas son las moléculas que aparecen en los seres vivos. Pueden ser orgánicas o inorgánicas, aunque según la cantidad necesaria se pueden dividir también en macro y micronutrientes.

Orgánicos (o macronutrientes)

HIDRATOS DE CARBONO: formados principalmente por oxígeno, hidrógeno y carbono (de ahí su nombre), **tienen un papel clave** en el funcionamiento del cuerpo, no solo como principal fuente de energía (función principal), sino **como elemento estructural, lubricante de las articulaciones, receptor de membrana o cemento celular.**

Los hidratos de carbono son la principal fuente de energía del organismo, función que aumenta su importancia durante el ejercicio físico. Los hidratos de carbono, también conocidos como carbohidratos, **glúcidos, glícidos, azúcares o sacáridos, son la principal fuente de energía** durante el ejercicio de moderada o elevada intensidad.

Como ya se ha comentado, la principal función de los carbohidratos es energética. En reposo, existen células (neuronas, hematíes, leucocitos, células renales o los precursores de la médula ósea) que solo se alimentan de glucosa, el principal monosacárido.

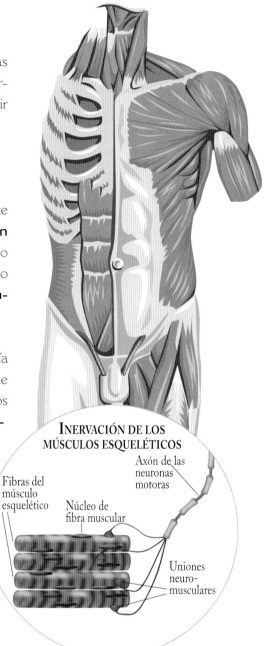

INERVACIÓN DE LOS MÚSCULOS ESQUELÉTICOS

Fibras del músculo esquelético
Núcleo de fibra muscular
Axón de las neuronas motoras
Uniones neuro-musculares

Tipos de carbohidratos

HAY DIFERENTES CLASIFICACIONES, PERO ESTAS SON LAS MÁS ÚTILES PARA EL DEPORTE

Según la estructura química: podemos encontrar, en función del número de moléculas estructurales, monosacáridos (una sola unidad), oligosacáridos (hasta 10 unidades) o polisacáridos (más de 10 unidades). Esta clasificación es útil para entender el índice glucémico de los alimentos, lo que nos ayuda a comprender el concepto de hidrato de lenta o rápida absorción. Este concepto se explicará más adelante en el libro.

Según el punto de vista dietético: podemos distinguir entre absorbibles (de absorción rápida o lenta) y no absorbibles (la fibra).

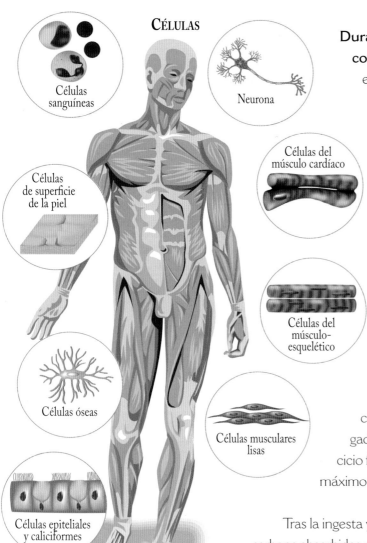

CÉLULAS

Células sanguíneas

Neurona

Células del músculo cardíaco

Células de superficie de la piel

Células del músculo-esquelético

Células óseas

Células musculares lisas

Células epiteliales y caliciformes

Durante el ejercicio, el consumo de glucosa es básico en los primeros momentos y en los ejercicios intensos. Además, la glucosa es imprescindible para metabolizar otros principios inmediatos, como las grasas o las proteínas. Como se dice clásicamente:

«Los hidratos son el fuego en el que se queman los lípidos».

Pero la función energética no es la única. Unidos a proteínas o lípidos tienen funciones muy importantes, como la estructural, protectora, lubricante o anticoagulante.

Los glúcidos se pueden almacenar en cantidades limitadas en los músculos y el hígado, lo que tiene gran importancia en el ejercicio físico, aunque el aporte energético es como máximo de 1.800 calorías.

Tras la ingesta y digestión de los alimentos, los hidratos de carbono absorbidos pueden, o bien acumularse como glucógeno en el músculo, **bien ser utilizados por las neuronas y otras células, o bien convertirse en triglicéridos y almacenarse como grasa.** Si comemos glúcidos y las reservas de glucógeno están completas, se convertirán en grasa y se almacenarán en el tejido adiposo. Si las reservas de glucógeno no están completas, primero se llenarán, y el exceso se convertirá en grasa.

LOS CARBOHIDRATOS

APORTAN ENERGÍA, PERO DEMASIADO GLUCÓGENO SE TRANSFORMA EN GRASA.

Fuentes de carbohidratos: los hidratos de carbono se encuentran casi exclusivamente en los

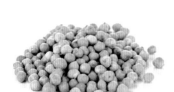

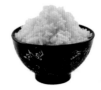

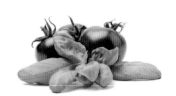

alimentos de origen vegetal: cereales (pan o harinas), arroz, patatas, legumbres, hortalizas, verduras, frutas, miel o productos azucarados. **El aporte de estos principios inmediatos en la dieta debe ser del 55%-65% del total de calorías consumidas**. En los países desarrollados, el porcentaje es del 40%-45%. La mala fama que arrastraron estos bioelementos en las décadas pasadas ha hecho que disminuya considerable-menete su ingesta a favor del consumo de grasas. Popular-mente, se piensa que el pan o la pasta engordan, lo que ha lle-vado a la población a disminuir su consumo, cuando ambos alimentos son una fuente de hidratos de carbono, que son bá-sicos en la alimentación.

Un tipo muy importante de carbohidratos son los no digeri-bles, comúnmente conocidos como fibra dietética. No tienen funciones energéticas directas, ya que apenas se degradan, pero realizan funciones muy importantes en el cuerpo. **Hay dos ti-pos de fibra: la soluble y la insoluble**. La primera es fer-mentada por las bacterias intestinales y una pequeña parte es absorbida y usada. La segunda no es fermentable, por lo que se elimina prácticamente igual en las heces. La fibra tiene una fun-ción muy importante en el organismo, pues favorece el tránsito intestinal, regulando la velocidad, lo que previene tanto el es-treñimiento como la diarrea. Por otro lado, **disminuye la ab-sorción de sustancias nocivas y cancerígenas, así como la de grasas**. Contribuye a la sensación de saciedad y la regu-lación del apetito.

Por todo esto, **se recomienda un consumo diario de 20 g de fibra y no superior a 50 g**. Los alimentos ricos en fi-bra disminuyen el índice glucémico, lo que es importante en el deporte y en el control del peso. Entre los alimentos ricos en fibra podemos encontrar las acelgas, espinacas, alcachofas, coliflor, judías, cereales con cáscara sin refinar, patatas, garbanzos, frutas, tomates y frutos secos.

ELIMINAR EL PAN

DE LA DIETA ES UN ERROR, PUES PUEDE SER UNA FUENTE IMPRESCINDIBLE DE CARBOHIDRATOS Y SI ES INTEGRAL, TAMBIÉN DE FIBRA, QUE MEJORA EL TRÁNSITO INTESTINAL.

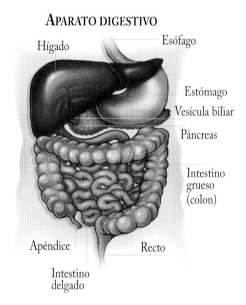

APARATO DIGESTIVO

Hígado

Esófago

Estómago

Vesícula biliar

Páncreas

Intestino grueso (colon)

Apéndice

Recto

Intestino delgado

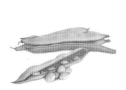
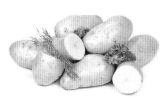
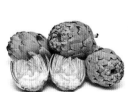
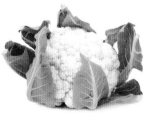

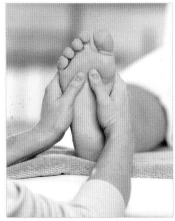

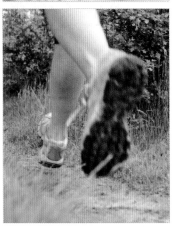

LÍPIDOS (O GRASAS): compuestos muy heterogéneos que desempeñan funciones muy diferentes en el cuerpo. Por su elevado aporte calórico, su principal función es la de reserva energética. Además, **son el principal combustible muscular** en reposo y en los ejercicios de larga duración y baja intensidad. Comúnmente conocidos como grasas, aportan más del doble de calorías que los hidratos de carbono o que las proteínas. También tienen una función protectora (la planta del pie es básicamente grasa para proteger de los impactos y tener una función amortiguadora). **A su vez, el panículo adiposo es el principal regulador térmico del cuerpo.** Desde el punto de vista práctico, es importante distinguir entre la grasa visible (aquella que vemos y reconocemos claramente en los alimentos, como el tocino del jamón o la mantequilla) y la grasa no visible, que está mezclada con los demás componentes y no se puede identificar (como la leche, las carnes o el queso). La presencia de grasa no visible en los alimentos hace, a menudo, muy difícil saber si son grasos o no.

Los lípidos más habituales en la dieta son los triglicéridos, que forman parte de las reservas de grasa del cuerpo,

Tipos de ácidos grasos

HAY TRES TIPOS, SEGÚN EL NÚMERO DE DOBLES ENLACES

Saturados: si no presentan dobles enlaces. Son más habituales en el reino animal terrestre (carnes de mamíferos, leche, etc.).

Monoinsaturados: si tienen un solo doble enlace. Los pescados tienen mayor concentración de insaturados, sobre todo omega 3 y omega 6.

Poliinsaturados: si tienen más de un doble enlace. Existen los llamados ácidos grasos esenciales, que deben ser incluidos en la dieta, ya que el organismo no es capaz de sintetizarlos. Estos ácidos grasos poliinsaturados, presentes en el pescado de aguas frías, los frutos secos y algunos aceites de semillas, ayudan a controlar el nivel sanguíneo de triglicéridos y colesterol, disminuyendo los problemas cardiacos. También tienen una función antiinflamatoria en problemas de reuma y artritis, ayudan a prevenir la depresión o la angustia y mejoran la actividad neuronal.

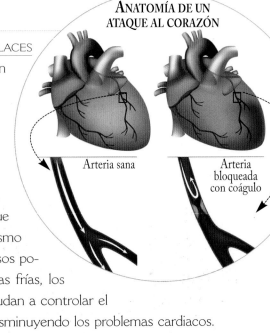

ANATOMÍA DE UN ATAQUE AL CORAZÓN

Arteria sana

Arteria bloqueada con coágulo

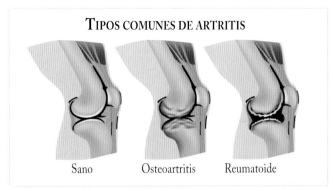

TIPOS COMUNES DE ARTRITIS

Sano Osteoartritis Reumatoide

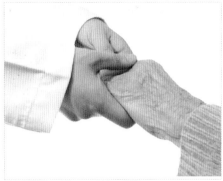

como fuente energética en caso de necesidad. Tienen una ventaja respecto a otros compuestos de almacenaje: no necesitan agua para ser almacenados, lo que ahorra mucho espacio. Se puede almacenar más cantidad de energía en menos sitio. Están formados por ácidos grasos y glicerol. Los ácidos grasos están compuestos por **carbono, hidrógeno y poco oxígeno,** por lo que son muy poco solubles, lo que hace que se tengan que unir a otros compuestos para poder ser transportados. Son moléculas muy variadas en función del número de carbonos, la posición de sus componentes o los dobles enlaces de hidrógeno. Esto les confiere variaciones en la solubilidad, lo que lleva a encontrarlos tanto en **formato sólido (mantequilla) como líquido (aceite)** a temperatura ambiente.

Hay que tener en cuenta que la ingesta de estos compuestos, una vez **sometidos a altas temperaturas** (frituras), puede no ser tan beneficiosa, ya que se modifican sus propiedades, pudiendo así **aumentar el riesgo de producir enfermedades cardiovasculares.**

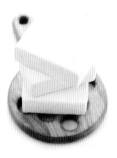
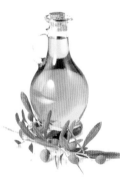

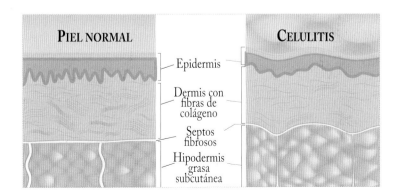

PIEL NORMAL   **CELULITIS**

Epidermis

Dermis con fibras de colágeno

Septos fibrosos

Hipodermis grasa subcutánea

SUPRIMIR POR COMPLETO LAS

GRASAS EN LA DIETA DESEMBOCA EN INDEFENSIÓN DEL ORGANISMO, QUE PUEDE QUEDARSE SIN RESERVAS ENERGÉTICAS.

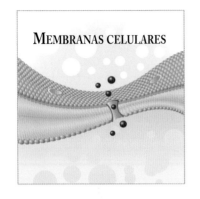

MEMBRANAS CELULARES

Otros tipos de lípidos de la dieta son los fosfolípidos y esfingolípidos, mucho menos abundantes, cuya función es básicamente estructural (forman parte de las membranas celulares);o el colesterol, que también tiene una función estructural, además de ser precursor de otras moléculas, como hormonas, vitaminas o ácidos biliares. La mala fama que ha cosechado el colesterol en los últimos años, está, por un lado, justificada, aunque, como ya se ha comentado, es un compuesto esencial para la vida. Debido a que es muy insoluble, tiene que unirse a otros compuestos para ser transportado en sangre. De ahí que se una a proteínas, que sí que son solubles.

Hay varios **tipos de lipoproteínas:**

VLDL: del inglés *very low density pilopro-teins*, plipoproteínas de muy baja densidad, con mucha proporción de lípidos y menos de proteínas; pesan menos pero son moléculas más grandes.

LDL: del inglés *low density proteins*, proteínas de baja densidad; tienen mayor porcentaje de proteína que las anteriores, aunque la fracción de lípido sigue siendo mayor.

HDL: en inglés, *hight density proteins*, proteínas de alta densidad; contienen gran cantidad de proteínas, pero menos de grasas; son más pequeñas y más pesadas. **En lo que se refiere a la salud, las aconsejables son las HDL,** ya que se transportan por las arterias sin adherirse a ellas y no crean ateromas, los cuales pueden llegar a producir problemas cardiovasculares.

CÁLCULOS BILIARES

Obstrucción de la vía biliar por cálculos

Vesícula sana

Vesícula con cálculos

NO DEBEMOS ABANDONAR EL CONSUMO DE GRASAS, SINO ELEGIR LAS MEJORES Y DESECHAR LAS NOCIVAS.

Como hemos venido diciendo a lo largo de este apartado, las grasas son un principio inmediato esencial para la vida debido a sus múltiples e importantes funciones. Pero a causa de su gran heterogeneidad (muchos tipos diferentes) tenemos que saber elegir correctamente las grasas más adecuadas y saludables. **Debemos limitar el consumo de grasas saturadas,** presentes en los productos de origen animal (terrestre) y fomentar el consumo de grasas poliinsaturadas, que encontraremos en pescados, frutos secos, soja o germen de trigo.

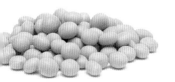

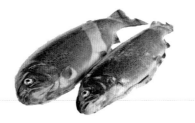
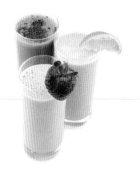

PROTEÍNAS: son otro de los tres principios inmediatos orgánicos. Sus principales funciones son **estructural y plástica** (componentes celulares clave, forman parte de la fibra muscular o del tejido conjuntivo) **y metabólica** (la mayoría de las sustancias viajan por la sangre unidas a proteínas; forman las hormonas, las enzimas, los neurotransmisores, o intervienen en la respuesta inmune). Su función energética es mínima (pueden ayudar a aumentar el rendimiento como, por ejemplo, en un *sprint* final o en un último esfuerzo físico antes de alcanzar la fatiga) y solo en situaciones específicas. Su uso como fuente energética produce grupos amino (amoniaco), muy tóxicos, que deben ser eliminados rápidamente por la urea en la orina. **El organismo no dispone de reservas de proteínas, por lo que su aporte debe ser diario y adecuado,** ya que un déficit derivaría en problemas de salud y un exceso se convertiría en grasa. Son los únicos principios inmediatos que contienen nitrógeno, un grupo amino que no se metaboliza completamente, lo que hace que su rendimiento energético sea menor.

LA DEFICIENCIA

DE PROTEÍNAS PONE EN GRAVE RIESGO LA SALUD, PERO SU EXCESO PUEDE CONLLEVAR OBESIDAD, ENFERMEDADES CARDIOVASCULARES, PROBLEMAS DE RIÑÓN, ETC.

Dentro de los aminoácidos, existe un grupo, llamado aminoácidos esenciales, que deben ser ingeridos en la dieta, pues el organismo no es capaz de sintetizarlos. El valor biológico de una proteína; es decir, su utilidad para el organismo, se mide según la cantidad de aminoácidos esenciales diferentes que contenga. Si una proteína posee muchos aminoácidos esenciales, se considera de valor biológico alto y así, irá disminuyendo dicho valor según vaya conteniendo menos de estos. **Una proteína con valor biológico de 100 aportaría todos los aminoácidos esenciales**

Tipos de principios inmediatos orgánicos

SEGÚN EL NÚMERO DE MOLÉCULAS QUE LAS FORMAN

Aminoácidos: con pocas moléculas.

Péptidos: con menos de 100 moléculas.

Proteínas: con más de 100 aminoácidos.

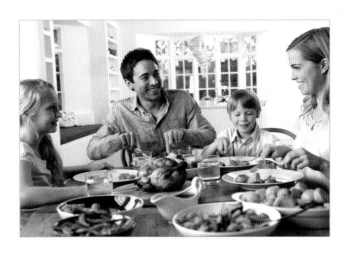

GENERAL (NO MÁS DE
2 G/KG/DÍA), UNA PERSONA
DE 60 KG DE PESO DEBERÍA
CONSUMIR ENTRE 100 G
Y 120 G DE PROTEÍNA AL DÍA.
CONSUMIR MÁS PUEDE
PLANTEAR PROBLEMAS
FÍSICOS.

por sí sola, por lo que no tendríamos que ingerir ninguna otra. Se bastaría ella sola para cubrir las necesidades, pero ninguna proteína natural posee valor biológico de 100, por lo que es imprescindible mezclarlas y combinarlas. Para ello, la dieta debe ser variada. Por otro lado, como ya se ha comentado, las proteínas no se digieren en su totalidad, por lo que de este coeficiente (parte que sí se digiere) dependerá también su aprovechamiento para el cuerpo humano. Hay que tener en cuenta ambos factores en la dieta –el valor biológico y el coeficiente de aprovechamiento– que determinan la eficacia proteica, para que el aporte sea el adecuado. La mayor eficacia está en los alimentos de origen animal como los huevos, la leche, el pescado o las aves. Los alimentos vegetales tienen una eficacia menor, lo que en ocasiones hace difícil un aporte equilibrado en personas vegetarianas, aspecto que se tratará más adelante en este libro.

Como se ha comentado antes, las proteínas se usan como fuente energética solo en situaciones específicas. Cuando se

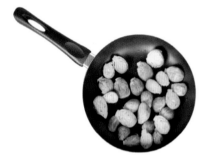 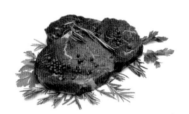 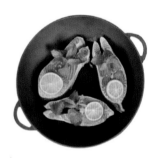

Problemas asociados de las dietas hiperproteicas

1. En general, los alimentos ricos en proteínas lo son a su vez en grasa, por lo que la ingesta de grasas se incrementa al aumentar la de proteínas.
2. No hay evidencias de que por encima de los 2g/kg/día se usen más proteínas para formar músculo u otros tejidos, por lo que el exceso de proteína ingerida se convertirá en grasa.
3. Como ya se ha comentado, las proteínas tienen un grupo amino que no se metaboliza, se convierte en amoniaco, que es muy tóxico y se elimina en forma de urea por la orina. Pero para diluirlo y disminuir su toxicidad, aumenta la diuresis, lo que puede llegar a producir deshidratación. Además, el aumento plasmático de la concentración de amonio disminuye el pH sanguíneo, con lo que las funciones neuronales, cardiovasculares o respiratorias se pueden ver afectadas.
4. Las carnes contienen altas cantidades de purinas, que se degradan a ácido úrico. Si la concentración plasmática aumenta, pueden darse crisis de gota.

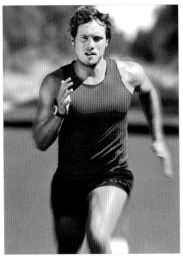
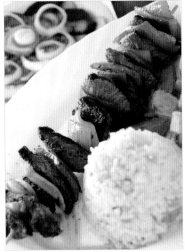
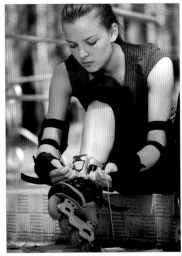

produce ayuno (periodos sin ingerir alimentos), como puede ser, por ejemplo, cuando se está haciendo **una dieta de adelgazamiento, se pierden proteínas de la fibra muscular, lo que disminuye la masa muscular,** que a su vez, como ya se verá, disminuye el gasto energético basal, lo que nos lleva a disminuir la efectividad de la dieta. Por este motivo, es muy importante incluir siempre ejercicio físico cuando se está realizando una dieta de adelgazamiento, para prevenir, así, las pérdidas de masa muscular.

La cantidad de proteína que se debe ingerir al día es de 0,8 g/kg - 0,9 g/kg de peso corporal, para personas sedentarias adultas, pudiendo llegar hasta 2 g/kg peso en el caso de algunos deportistas con alta carga de fuerza, en periodos de entrenamiento intenso o competiciones de larga duración. Los adolescentes durante la pubertad también ven aumentadas las necesidades de proteínas debido al aumento de formación de nuevo tejido (están creciendo o dando el «estirón»). En caso de recuperación de lesiones o en situaciones de temperaturas extremas, también aumentan las necesidades proteicas. Los hombres, al tener genéticamente mayor proporción de masa muscular, tienen necesidades mayores, y también los deportistas.

LA ELECCIÓN DE LAS PROTEÍNAS ANIMALES PUEDE DECANTARSE POR LAS AVES, COMO EL POLLO, QUE CONTIENEN MENOS GRASA, Y SE COCINAN DE MODO MÁS RACIONAL: A LA PARRILLA, AL VAPOR, ETC.

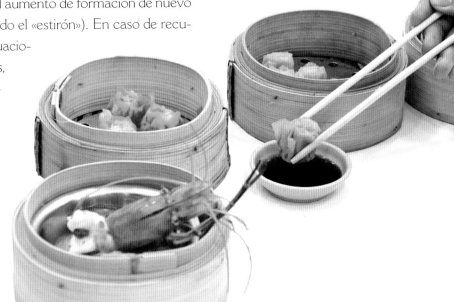

Es una creencia muy extendida pensar que cuanta más proteína, mejor, pero no está comprobado que por encima de los 2g/kg/día se mejore el rendimiento deportivo, se aumente la masa magra o se obtengan otro tipo de resultados beneficiosos.

Con todo esto llegamos a la conclusión de que las proteínas son un componente imprescindible para la vida, pero en las cantidades adecuadas. El aumento de la ingesta por encima de lo aconsejable no produce mejoras, sin embargo, sí tiene ciertas desventajas. A la hora de seleccionar alimentos ricos en proteínas en la dieta nos decantaremos por la carne de caza o aves, el pescado, los huevos o los lácteos desnatados. La cocción lenta de la carne (a la brasa o a la parrilla), disminuye la cantidad de grasa de la misma, sin llegar nunca a una sobrecocción para no aumentar el número de radicales libres. La proteína vegetal, con menor valor biológico pero muy bajo contenido en grasa, es una opción muy aconsejable, siempre y cuando se combinen diferentes tipos, como legumbres con cereal, para aportar todos los aminoácidos esenciales.

ALCOHOL: no se considera un principio inmediato porque no aporta nutrientes y porque no es imprescindible para la vida, pero su carga calórica es importante. Son las denominadas «calorías vacías». El aporte energético del alcohol tiene un valor intermedio entre los carbohidratos y las grasas. En algunas personas, la ingesta de alcohol es algo habitual, suponiendo una fuente grande de calorías. El alcohol se metaboliza en el hígado y este tiene una tasa limitada de aclaramiento. El alcohol ingerido que el hígado no es capaz de metabolizar circula en la sangre, lo que interfiere en el funcionamiento normal de otras sustancias, como las fibras musculares o los neurotransmisores. La tolerancia al alcohol varía según la persona, dependiendo de la capacidad enzimática del hígado. Generalmente, **la mujer es más sensible al alcohol que el hombre**. Tiene un efecto diurético, lo que aumenta la diuresis (cantidad de orina), que el organismo compensa sobreesti-

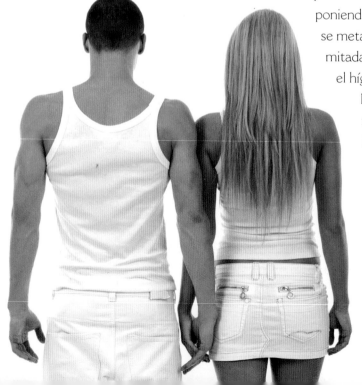

EL ALCOHOLISMO

PROVOCA DAÑOS HEPÁTICOS Y CEREBRALES QUE PUEDEN SER IRREVERSIBLES Y COMO GENERA DEPENDENCIA, DEBEMOS SER MUY PRUDENTES EN SU CONSUMO.

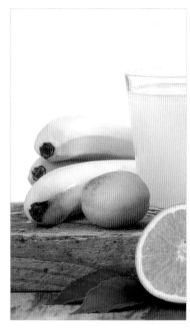
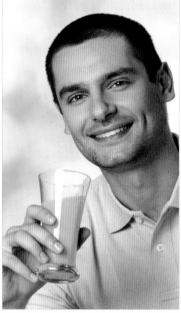

EL CONSUMO DE FRUTAS RICAS EN VITAMINAS A, B, C y D PREVIENE LOS PROBLEMAS CARDIOVASCULARES Y MEJORA LA SALUD EN GENERAL.

mando el «centro de la sed». Así, para calmar la sed, se acaba bebiendo más, con lo que se entra en un círculo vicioso. **El consumo de alcohol puede producir carencias de algunas vitaminas, como las del grupo B, la C, la A o la D.** Recientes estudios sugieren que el consumo moderado y habitual de alcohol reduce el riesgo de enfermedad isquémica del corazón en varones y mujeres. Aunque, por otro lado, el consumo habitual de alcohol aumenta el riesgo de obesidad, hipertensión arterial, hipertrigliceridemia, enfermedades hepáticas, pancreatitis, gastritis, cáncer orofaríngeo, de esófago y de estómago, y si no se respetan las normas, el riesgo de sufrir accidentes de tráfico y similares.

Con todo esto llegamos a la conclusión de que el consumo abusivo y habitual de alcohol está totalmente desaconsejado, mientras que el consumo moderado habitual presenta algunas ventajas y ciertos inconvenientes. **El consumo esporádico de alcohol no representa una influencia destacable en la salud, aparte del aporte calórico extra.** Pero ¿qué se considera un consumo moderado de alcohol? La OMS (Organización Mundial de la Salud) aconseja que la ingesta diaria de alcohol no supere los 30 ml en los hombres y los 20 ml en las mujeres, lo que corresponde a un tercio de cerveza o a una copa pequeña de vino. Para saber cuántos ml de alcohol se han consumido en una bebida alcohólica, podemos recurrir a la siguiente operación matemática:

La densidad del alcohol es de 0,8. Luego, deberemos tener en cuenta la graduación del alcohol que estamos tomando, dato que se puede mirar en las etiquetas de las bebidas alcohólicas y que viene expresado en forma de porcentaje (%). **Por ejemplo, para la cerveza es del 5% aproximadamente y para el vino, en torno al 11%.** Por último, necesitamos saber la cantidad de bebida que ingerimos. Con estos tres datos haremos la siguiente cuenta: si hemos tomado un tercio de cerveza, 33 cl de 5,5% de alcohol: **$5,5 \times 33 \times 0,8/10 = 14,5$ g de alcohol.**

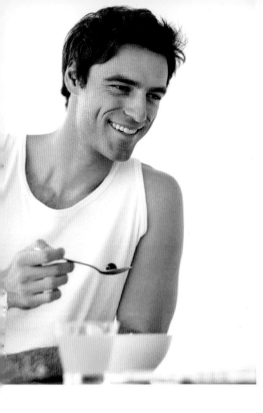

Inorgánicos (o micronutrientes)

VITAMINAS: son moléculas que participan en gran número de reacciones biológicas muy diferentes, siendo imprescindibles para el organismo, aunque como no se pueden sintetizar, hay que aportarlas en la dieta. Existen dos tipos de vitaminas: hidrosolubles (grupo B y C) y liposolubles (A, D, E y K).

La carencia de vitaminas se puede producir por diferentes factores, tales como: un consumo insuficiente, una mala absorción que **puede estar provocada por problemas de salud**, por interacción entre medicamentos, o por verse aumentadas las necesidades vitamínicas por circunstancias específicas, como la pubertad, un embarazo, un posoperatorio o la actividad física. Debido a **las tendencias alimenticias actuales y al**

Funciones de las vitaminas y alimentos ricos en ellas

NOMBRE	FUNCIÓN	CARENCIA	ALIMENTOS DONDE SE ENCUENTRA
VITAMINA A (RETINOL)	Indispensable para el funcionamiento de los tejidos. Desempeña un papel fundamental en la visión.	Conjuntivitis, piel seca y rugosa, visión imperfecta.	Hígado de pescado, buey, ternera y cerdo, espinacas, zanahorias, brócoli, achicoria, calabaza, maíz, levaduras, mantequilla, queso, albaricoque, caqui, melocotón, melón.
VITAMINA B1 (TIAMINA)	Influye en mecanismos de transmisión nerviosa.	Transmisión nerviosa y tendinosa, anorexia, fatiga y trastornos gastrointestinales.	Levadura, carne de cerdo, legumbres secas, pan integral, yema de huevo, harina de maíz, cacahuetes, nueces.
VITAMINA B2 (RIBOFLAVINA)	Importante para el metabolismo de proteínas e hidratos de carbono y su transformación en ácidos grasos. Participa en la incorporación del yodo al tiroides.	Dermatitis seborreica, fatiga visual, conjuntivitis.	Hígado de cerdo, de ternera, de buey, quesos, jamón crudo, setas frescas, carne, huevos, almendras, pescado, leche, legumbres.
VITAMINA B6 (PIRIDOXINA)	Esencial en el metabolismo de los ácidos grasos. Interviene en reacciones de transaminación, descarboxilación y en el aporte de aminoácidos.	Apatía, depresión, calambres, náuseas, mareos, parestesias, anemia, debilidad muscular.	Levadura, harina integral, huevos, hígado, pescado, carne con nervio, semillas de cacahuete y de soja, patatas, espinacas, legumbres.
VITAMINA B12 (CIANOCO-BALAMINA)	Coenzima de diversas reacciones enzimáticas (transferencia de grupos metilo y transformaciones del ácido fólico en folínico).	Atrofia de la mucosa digestiva y abolición de la sensibilidad profunda.	Hígado, riñones (especialmente crudos), pescado, huevos, quesos fermentados.
VITAMINA B8 O BIOTINA O VITAMINA H	Es la coenzima de las carboxilasas o enzimas que fijan el anhídrido carbónico.	Hemorragias, deficiencias celulares, alteración del tejido óseo, retardo en cicatrización.	Levadura, hígado, riñones, yema de huevo, leche.
VITAMINA C (ÁCIDO ASCÓRBICO)	Papel de óxido-reductor.		Naranjas, limones, mandarinas, tomates, berzas, pimientos, patatas, perejil, nabos, espinacas, fresas, melón.

bajo consumo de alimentos frescos, se pueden producir carencias también en deportistas, por lo que se aconseja la toma de suplementos vitamínicos como complemento a la dieta.

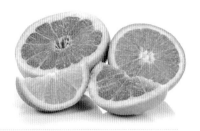

Tipos de vitaminas

Hidrosolubles (grupo B y C): son solubles en agua y tienen un transporte bueno, por lo que el exceso se elimina por la orina y no suelen presentar problemas de sobredosis. Son muy sensibles a los procesos de cocinado o a la oxidación, así que se pierden con facilidad. Se encuentran principalmente en las verduras, frutas, huevos, legumbres y carnes.

Liposolubles (A, D, E y K): no son solubles en agua, así que su transporte es más dificultoso, lo que hace más factible que se puedan producir sobredosis. Son más estables a los procesos de cocinado. Se encuentran en los alimentos grasos, como el aceite o los derivados lácteos (mantequilla, quesos o nata).

NOMBRE	FUNCIÓN	CARENCIA	ALIMENTOS DONDE SE ENCUENTRA
VITAMINA D (COLECALDIFEROL)	Influye en la función de la glándula paratiroides, aumentando la absorción de sales de calcio y fósforo.	Raquitismo, alteraciones musculares, reblandecimiento óseo.	Aceite de hígado de pescado, pescado de mar, yema de huevo, leche y derivados.
VITAMINA E (TOCOFEROL)	Acción antioxidante.	Distrofias musculares, alteraciones vasculares degenerativas, atrofia testicular, implantación defectuosa del huevo en el útero.	Aceite de semillas, de grano, de maíz, de girasol, espinacas, lechuga, hojas verdes en general, yema de huevo.
VITAMINA B10-11, FOLACINA O ÁCIDO FÓLICO	Participa en fenómenos de crecimiento, desarrollo y en la hematopeyosis.	Anemias, leucopenias, lesiones gastrointestinales y diarreas.	Copos de maíz, espinacas, leche, hígado, plátanos, almendras, cacahuetes, naranjas, tomates, huevos, patatas, albaricoques.
VITAMINA K, K O FILOKINONA	Antihemorrágica, interviene en el sistema de coagulación sanguínea.	Hemorragias.	Hojas verdes, espinacas, coles, tomates, guisantes, hígado, huevos.
VITAMINA P (CITRINA)	Aumenta la resistencia capilar y controla la permeabilidad de los vasos. Favorece la acción de la adrenalina.	Aumenta la fragilidad capilar.	Agrios (especialmente la corteza), pimientos, tomates, uvas, albaricoques, trigo morisco.
VITAMINA B3, ÁCIDO NICOTÍNICO, NIACINA O VITAMINA PP	Esencial en los procesos de oxido-reducción.	Dermatitis, diarrea.	Hígado, carnes en general, pescado, arroz, pan integral, setas frescas, dátiles, melocotones, almendras.
VITAMINA B5 (ÁCIDO PANTOTÉNICO)	Forma parte de la coenzima a. Participa activamente en la desintoxicación de compuestos extraños o nocivos en el metabolismo de las grasas y proteínas, y en la síntesis de acetilcolina.	Hiperreflexia, deficiente actividad de las glándulas suprarrenales.	Hígado y riñones de buey (especialmente crudos), cáscara de cereales, huevo crudo, coliflor, verduras verdes, leche.

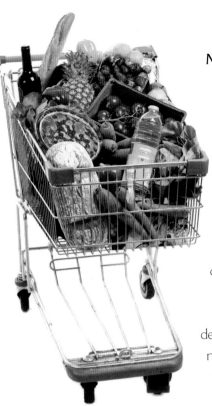

MINERALES: son sustancias inorgánicas muy abundantes en el exterior, pero que en pequeñas cantidades, cumplen funciones muy importantes en el organismo (plásticas, estructurales y metabólicas). **No se degradan ni modifican en el cuerpo**, lo que nos llevaría a pensar que una vez que están las cantidades necesarias, no habría que tomar más en la dieta. Pero esto no es así, ya que cierta cantidad se elimina diariamente por la orina, las heces o el sudor y hay que reponerlas. Hay varias clasificaciones de minerales: según las cantidades que se necesitan y según su carga eléctrica.

Dentro de las funciones más generales de los minerales podemos destacar su acción como cofactores metabólicos en numerosas reacciones. **Las funciones más específicas dependen de cada uno de ellos.** Veámoslas.

LA OSTEOPOROSIS

ES LA PÉRDIDA DE DENSIDAD ÓSEA CAUSADA POR EL TIEMPO O LA MALA ABSORCIÓN DE CALCIO Y FÓSFORO.

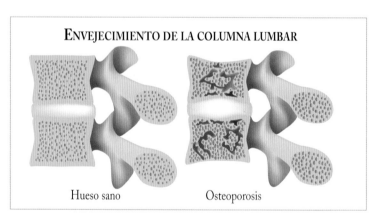

ENVEJECIMIENTO DE LA COLUMNA LUMBAR

Hueso sano   Osteoporosis

Clasificación de los minerales

SEGÚN LAS CANTIDADES QUE SE NECESITAN

Macrominerales: si se necesitan más de 100 mg/día (calcio, fósforo, magnesio, potasio, sodio, cloro y azufre).

Microminerales: si se necesitan menos de 100 mg/día (hierro, zinc, cobre, manganeso, selenio, yodo y flúor).

Elementos traza: si se necesitan en muy pequeñas cantidades (cobalto, níquel o silicio).

SEGÚN LA CARGA ELÉCTRICA

Algunos de estos minerales están presentes en el organismo como **iones o electrolitos;** es decir, con carga, que puede ser positiva (cationes, como el magnesio, sodio o potasio) o negativa (aniones, como el cloro). Otros se encuentran en el cuerpo sin carga.

CALCIO

Es el quinto elemento mayoritario en el cuerpo y el mineral más abundante, representando más del 40% del total de minerales. Es el principal componente del hueso y de los dientes (función estructural), aunque tiene otras funciones muy importantes. Como **activador enzimático**, participa en la contracción muscular, en la transmisión de impulsos nerviosos, en la formación de las membranas celulares o en la agregación plaquetaria (coagulación). Debido al papel vital de dichas funciones en el organismo, **si el aporte de calcio no es el adecuado** o hay problemas de absorción y los niveles plasmáticos descienden, **el organismo degradará tejido óseo para obtener el calcio de él** y mantener los niveles en sangre (estos deben mantenerse estables), y con ello asegurarse del mantenimiento de dichas funciones vitales. Por este motivo, con la edad, debido a los problemas de absorción y límites en la ingesta, unidos a una disminución de la actividad física (en el caso de las mujeres hay problemas hormonales añadidos), se produce una desmineralización progresiva del hueso, pudiendo derivar en osteoporosis. **Las principales fuentes de calcio con los productos lácteos, el marisco, los nabos o la col rizada.**

FÓSFORO

Está muy relacionado con el calcio en la **estructura del hueso y de los dientes**. Tiene especial importancia en el aporte energético, ya que es uno de los componentes principales del ATP, molécula por excelencia en el intercambio de energía en los procesos corporales. También tiene una **función estructural**, pues forma parte de los fosfolípidos (parte componente de la membrana celular) o de los ácidos nucleicos, que transmiten la información genética. Forma parte de la membrana de las neuronas, por lo que es muy importante en las funciones intelectuales y neuronales. También tienen una función destacada como amortiguador, manteniendo el pH. **Las principales fuentes de fósforo son: alimentos ricos en proteínas como carnes y pescados, y bebidas carbonatadas (gaseosas) como la cola.** En la dieta, la rela-

EL FÓSFORO

INTERACTÚA CON EL CALCIO EN LO QUE ATAÑE AL DESARROLLO DE HUESOS Y DIENTES. EL DESEQUILIBRIO ENTRE AMBOS MINERALES ES PERNICIOSO, DE MODO QUE POR EJEMPLO EL EXCESO DE FÓSFORO PRODUCE PEOR ASIMILACIÓN DEL CALCIO.

EL MAGNESIO

ES UN AYUDANTE A LA HORA DE FIJAR EL CALCIO Y EL FÓSFORO EN LOS HUESOS Y LOS DIENTES.

ción calcio/fósforo debería ser 1/1 o 1,5/1, pero debido a los hábitos de alimentación en los países desarrollados, donde el consumo de refrescos es muy habitual, la proporción ha disminuido peligrosamente, lo que puede producir pérdidas de masa ósea. La carencia de fósforo puede causar problemas renales o debilidad y dolor óseo.

MAGNESIO

Es un ión esencial para la vida. Hay una parte importante del total corporal en el hueso y en el músculo. Una parte pequeña está en el plasma, donde tiene una función de gran importancia, ya que participa, directa o indirectamente, en casi todas las reacciones del organismo. **Se encuentra principalmente en la levadura de cerveza, frutos secos, cacao y cereales. Hay que tener en cuenta que dosis elevadas de vitamina C disminuyen la concentración de magnesio** y que la deficiencia de vitamina E está asociada a la de magnesio.

HIERRO

Es un elemento traza, aunque tiene funciones muy importantes. Destacan dos: como parte del grupo hemo de la hemoglobina (transportando el oxígeno), mioglobina (en la fibra muscular) y algunas enzimas, y transfiriendo electrones en la producción de ATP. **La absorción de hierro por el organismo está muy limitada** (aproximadamente solo el 15% en dietas occidentales), **lo que provoca que la deficiencia de hierro sea la más habitual.** La absorción del hierro depende de la forma en la que se encuentra (como hierro hemo, en alimentos de origen animal, o como hierro no hemo, en alimentos vegetales y animales). La absorción del hierro no hemo es mucho menor que la del grupo hemo. **Fuentes de hierro son las espinacas, las acelgas, la carne, el pescado, las vísceras, la yema de huevo, las legumbres, los frutos secos o los cereales.** Aunque la cantidad de hierro en las espinacas es mayor que en la carne, al ser hierro no hemo, en las primeras se absorbe mucha menos cantidad que el hierro hemo que puede haber en la carne roja. Existen **ciertas sustancias que mejoran la absorción del hierro** (la vitamina

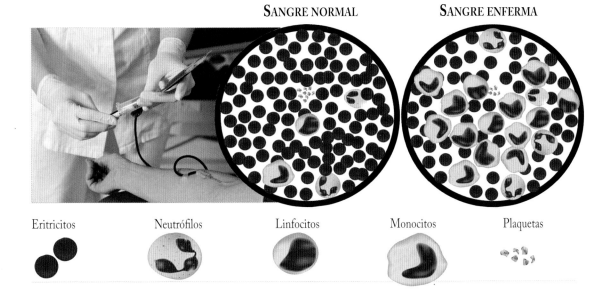

SANGRE NORMAL   **SANGRE ENFERMA**

Eritricitos   Neutrófilos   Linfocitos   Monocitos   Plaquetas

C, azúcares como el sorbitol o la fructosa, o la acidez gástrica) y otras que la dificultan (como el té, el café, la cola, los fosfatos o la poca acidez gástrica). Por tanto, si queremos aumentar la absorción de hierro al comer alimentos de origen vegetal, podremos añadir zumo de limón o vinagre. Si tomamos té, café o refrescos de cola junto con una comida rica en proteínas disminuirá la absorción de hierro.

ELECTROLITOS (SODIO, POTASIO Y CLORO)

Participan en la regulación del equilibrio hídrico, cambios en la membrana, conducción nerviosa o la contracción muscular y en el caso del potasio, también ayuda a regular el pH. **El sodio y el cloro ayudan a retener líquidos, lo que puede producir hipertensión.** Ambos se aportan básicamente juntos en la dieta como cloruro sódico, o sea, la sal de mesa, **por lo que el consumo de esta debe ser moderado.** Otros alimentos ricos en sodio son: charcutería, embutidos, quesos, aceitunas, ahumados, caviar, crustáceos, moluscos, comida precocinada y refrescos.

LAS PERSONAS con hipertensión deben consumir sodio con moderación.

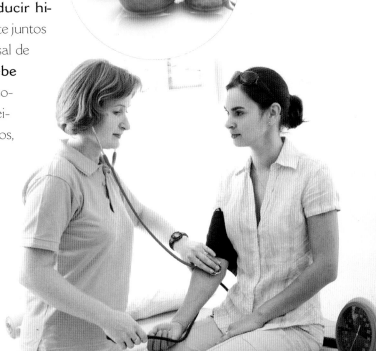

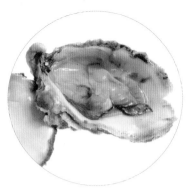

El cuerpo

CONTIENE UNOS 40 MG DE CINC POR CADA KILO DE PESO. SE RECOMIENDA UNA INGESTA DIARIA DE 20 MG DE CINC CONTENIDO EN ALIMENTOS RICOS EN ESTE MINERAL.

CINC

Este mineral **se encuentra principalmente en el músculo y el hueso** (90% del total corporal), aunque también se encuentra **en la piel, cabello y uñas, y una concentración pequeña en el plasma, pero con funciones muy importantes**. Participa en la transcripción genética, en la estabilización de las membranas y en la regulación enzimática. El cinc se encuentra de manera abundante en las ostras, moluscos, crustáceos, carnes rojas y, dentro del reino vegetal, en las legumbres, aunque este es mucho menos absorbible que el presente en los alimentos de origen animal. **La deficiencia de cinc produce problemas de crecimiento y maduración sexual**, caída del cabello o deficiencias del sistema inmune.

YODO

El uso del yodo se limita exclusivamente al tiroides, donde tiene una función esencial en la fabricación de las hormonas tiroideas. Se encuentra principalmente en alimentos de origen marino, verduras, carnes lácteos y huevos. Hoy en día, **gracias al consumo de sal de mesa yodada, no existen apenas carencias**. El exceso se elimina por el riñón en la orina. La deficiencia de yodo produce problemas de tiroides.

COBRE

Forma parte de diversas enzimas y está relacionado con el hierro en la síntesis de hemoglobina. Se encuentra sobre todo

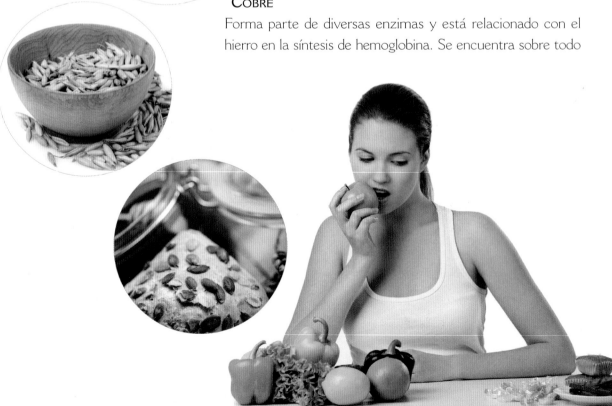

en **cereales integrales**, nueces, legumbres, moluscos, crustáceos o hígado. **Su deficiencia produce anemia,** desmineralización ósea, problemas vasculares, degeneración cerebral o hipotermia, aunque al tener una absorción fácil, no se suelen dar carencias.

EL COBRE SE ENCUENTRA EN LOS ALIMENTOS Y TAMBIÉN EN EL AGUA, PERO UNA ALTA CONCENTRACIÓN PUEDE RESULTAR TÓXICA.

CROMO

Su principal función está relacionada con el metabolismo de los principios inmediatos, sobre todo el de los hidratos de carbono, previniendo la intolerancia a la glucosa. Por este motivo, la deficiencia puede dar síntomas similares a la diabetes. Se encuentra **sobre todo en las setas**, la pimienta negra o la levadura de cerveza. La carencia de cromo produce niveles séricos **altos de insulina, colesterol o triglicéridos**, acortamiento de la longevidad, problemas de crecimiento, neuropatías o encefalopatías.

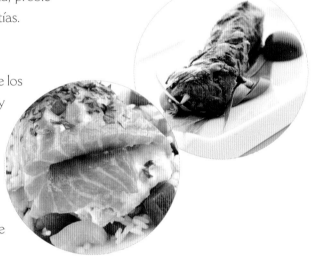

SELENIO

Su concentración debe ser muy estable, ya que los límites entre deficiencia y toxicidad están muy próximos. **Su función principal es antioxidante.** La absorción es relativamente fácil (50%) y los alimentos donde se encuentra en mayor cantidad son principalmente de origen animal, como la carne o el pescado. Dentro de los alimentos de origen vegetal los que tienen más selenio son los cereales.

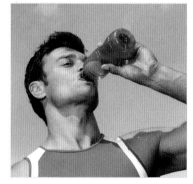
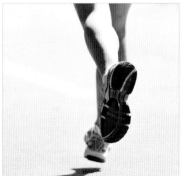
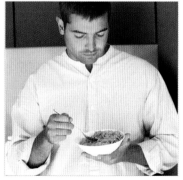

SI LOS MINERALES no se degradan ni modifican en el cuerpo, podríamos pensar que ya no habría que tomar más, pero cierta cantidad se elimina diariamente por la orina, las heces o el sudor y hay que reponerlas.

AGUA: es el componente más importante y abundante del organismo. Representa dos tercios del peso corporal total en el hombre (en la mujer, algo menos) y participa en numerosas reacciones y procesos, lo que la hace imprescindible para la vida. Sus funciones son muchas y muy diferentes, y van desde **reacciones celulares, transporte de sustancias, regulación térmica (imprescindible en el deporte), o como medio para diluir otras sustancias.** Aunque su importancia es vital, el cuerpo no dispone de medios para almacenar grandes cantidades de agua, por lo que su ingesta debe ser diaria y estar en equilibrio con las pérdidas. A diferencia de los alimentos (el cuerpo puede resistir semanas o incluso meses sin ingerir alimentos y usando la reserva adiposa), **el cuerpo no puede sobrevivir más que unos pocos días sin ingerir agua,** y aun así, las consecuencias pueden ser fatales.

Como ya hemos dicho, el agua cumple funciones básicas. Esto se confirma claramente según los diferentes tejidos. **Cuanta mayor actividad metabólica tiene un tejido, mayor será su porcentaje de agua.** Así, en el cerebro es del 75%, mientras que en el tejido adiposo del 23%.

◾ Fuentes de aporte diario de agua

Agua bebida como tal, tanto agua sola u otros líquidos que la contengan, como leche, zumos, café o té, refrescos, cerveza…

Agua presente en alimentos sólidos, la cantidad total depende del tipo de alimento, siendo mayor en frutas y verduras, y del cocinado, siendo mayor en los alimentos crudos.

Agua metabólica como resultado de las reacciones llevadas a cabo en el interior del cuerpo.

EL CUERPO
DE UN ADULTO ESTÁ
COMPUESTO EN UN 60% DE
AGUA, FUNDAMENTAL
PARA LA VIDA.

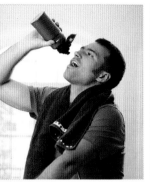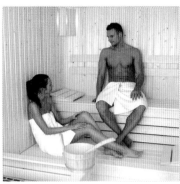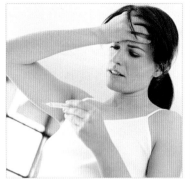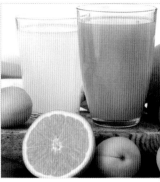

DE LOS 2,5 LITROS DE AGUA DIARIOS QUE INGERIMOS, aproximadamente la mitad lo obtenemos de los alimentos; el resto, debemos conseguirlo bebiendo agua, zumos, etc.

Por otro lado, las pérdidas de agua se deben a: 1) la orina, donde se producen las pérdidas más importantes; 2) la sudoración, que puede llegar a producir pérdidas importantes durante el ejercicio físico; 3) las heces, que aunque son sólidas, contienen agua (las dietas ricas en fibra producen más pérdidas de agua por heces que las pobres); 4) la respiración, ya que el aire espirado contiene agua. **Si el ambiente es frío o seco, con la práctica deportiva, o cuando se tiene fiebre, se pierde más agua por la respiración**. La regulación de los niveles de agua se lleva a cabo por dos mecanismos: 1) la hormona antidiurética, que se regula según la cantidad de agua plasmática activando o reduciendo la reabsorción de agua y controlando la cantidad de orina producida; 2) mecanismo de la sed, regulado por la hipófisis y que se activa cuando los niveles de agua bajan.

La cantidad de agua diaria varía según circunstancias o momentos de la vida. Así, un adulto normal debe ingerir unos 2,5 litros/día (si se hace deporte las necesidades aumentan). **Los lactantes tienen necesidades mayores, así como las embarazadas y mujeres en periodo de lactancia** (0,5-1 litros/día de más). En personas mayores, la ingesta se ve disminuida por diferentes razones (problemas en el mecanismo de regulación de la sed, poca accesibilidad, miedo a que aumente la incontinencia, consumo de medicamentos, etc.), lo que hace que la hidratación sea un problema grave. Se debe intentar mantener el consumo diario de agua, al menos, en 1,5 llitros/día.

LAS FRUTAS Y LAS HORTALIZAS SON ALIMENTOS RICOS EN AGUA QUE DEBERÍAN FORMAR PARTE DE LA DIETA DIARIA PARA AYUDAR A MANTENER LOS DEPÓSITOS.

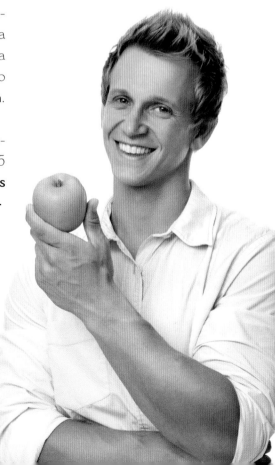

ALIMENTACIÓN EQUILIBRADA

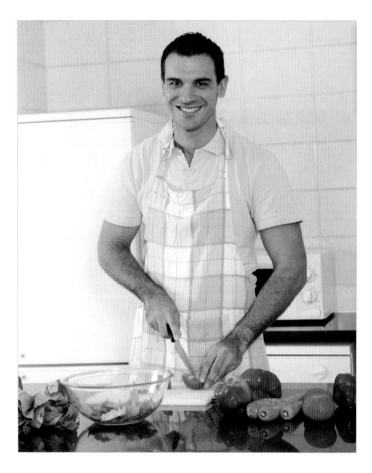

Como hemos podido observar a lo largo de los apartados anteriores, todos los nutrientes son imprescindibles para la vida, por lo que no podemos suprimir ninguno de ellos de la dieta.

Alguno de ellos se ha ganado mala fama, llevándonos a pensar que son poco sanos y que hay que eliminarlos de la dieta, como pueden ser las grasas o el colesterol. Pero ambos juegan un papel importante en el organismo y no podríamos sobrevivir sin ellos. El problema es que si se ingieren en cantidades superiores a las necesarias, el cuerpo tiene medios de defensa diferentes para cada nutriente, por lo que no actuará igual con un exceso de colesterol que con un exceso de vitamina C. **Con esto llegamos a la conclusión de que el exceso de cualquier nutriente no es bueno para el cuerpo, aunque con determinados nutrientes se corrige más fácilmente ese exceso que con otros.** Para asegurarnos la ingesta adecuada de nutrientes, sin pasarnos pero sin quedarnos cortos, lo más importante es tener una alimentación variada, rica en frutas y verduras, legumbres y alimentos ricos en hidratos complejos. No debemos abusar de las carnes rojas, de los fritos o de la bollería industrial. Con todo esto nos aseguraremos el aporte adecuado de vitaminas, minerales, carbohidratos y proteínas, manteniendo la ingesta de grasas baja (aunque suficiente). **La cantidad necesaria de cada nutriente depende de la edad, el sexo, la composición corporal y el grado de actividad física diaria.** Veamos un ejemplo de pirámide alimenticia.

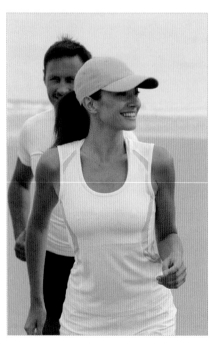

Ejemplo de pirámide nutricional

Hay diversos formatos de pirámides alimenticias disponibles en la red o en los libros de nutrición, pero todos ellos coinciden en que los alimentos de la base serán ricos en carbohidratos.

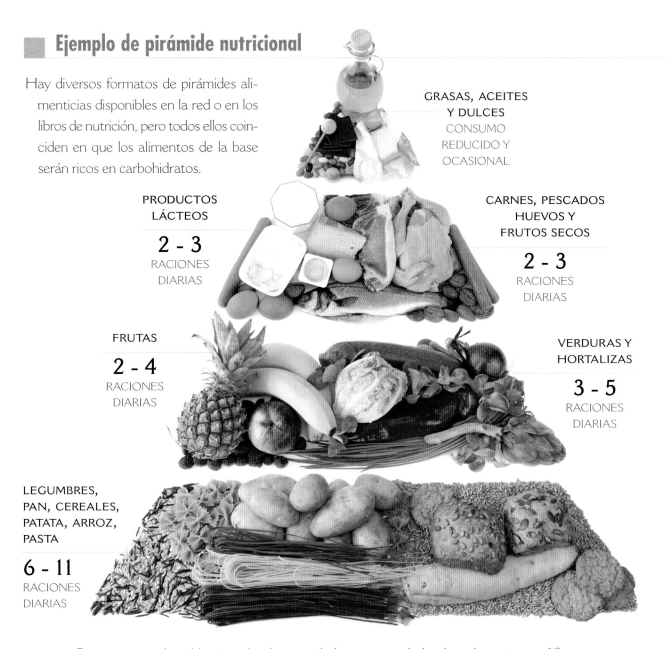

GRASAS, ACEITES Y DULCES
CONSUMO REDUCIDO Y OCASIONAL

PRODUCTOS LÁCTEOS
2 - 3
RACIONES DIARIAS

CARNES, PESCADOS HUEVOS Y FRUTOS SECOS
2 - 3
RACIONES DIARIAS

FRUTAS
2 - 4
RACIONES DIARIAS

VERDURAS Y HORTALIZAS
3 - 5
RACIONES DIARIAS

LEGUMBRES, PAN, CEREALES, PATATA, ARROZ, PASTA
6 - 11
RACIONES DIARIAS

Para orientar a la población sobre las cantidades recomendadas de cada nutriente, diferentes organismos han realizado tablas orientativas que nos hablan de raciones diarias o cantidades diarias. Dentro de estas tablas, la pirámide alimenticia está muy extendida, siendo muy popular debido a lo llamativo y visual de su formato. Consiste en una pirámide en la que se distribuyen los diferentes grupos de alimentos, donde **los alimentos que tienen que ser ingeridos en mayor cantidad ocupan la base de la pirámide** y así hacia arriba, hasta llegar al puntal o vértice, ocupado por los alimentos de ingesta limitada u ocasional.

El concepto de ración puede llevarnos en ocasiones a error. Para aclarar este concepto y usarlo adecuadamente ofrecemos la siguiente tabla.

¿A qué equivale una ración de ...?

...carbohidratos equivale a una rebanada de pan, media taza de cereales (unos 28 g) o pasta cocinada, medio bollo o panecillo, 3-4 galletas o medio cuenco de arroz.

...verduras equivale a media taza de verduras cocinadas, una taza de verduras de hoja crudas o media taza de legumbres.

...fruta equivale a una manzana, plátano o naranja medianos, un vaso de zumo poco lleno, una taza de fresas, una rodaja de melón o medio pomelo.

...lácteos equivale a un vaso de leche, un yogur, 56 g de queso blando o 52 g de queso curado.

...del grupo de carnes y huevos equivale a 56-85 g de carne magra o pescado a la plancha, hasta un total de 200 g al día como máximo, o un huevo.

...del grupo de grasas, aceites y dulces debe ser de consumo limitado.

En este tipo de tabla no se diferencia entre el tipo de grasas o carbohidratos ingeridos. Cabe destacar que el consumo total de grasas saturadas no debe superar el 10% del consumo total de grasas; es decir, que si consumimos en torno a los 65 g de grasa (lo que representa el 30% de la ingesta total de calorías en una dieta media de 2.000 cal/día), el consumo de grasas saturadas será de unos 6,5 g. Por otro lado, el consumo de azúcares simples no deberá superar el 10% del total de carbohidratos consumidos. Si ingerimos unos 300 g de hidratos al día (lo que supone un 60% del total calórico para una dieta de 2.000 cal), no deberemos comer más de 30 g de azúcares simples. Con respecto a los aceites, está la excepción del aceite de oliva y similares, que al ser rico en grasas mono y poliinsaturadas, ayuda a prevenir los problemas cardiovasculares (aunque tampoco debemos abusar).

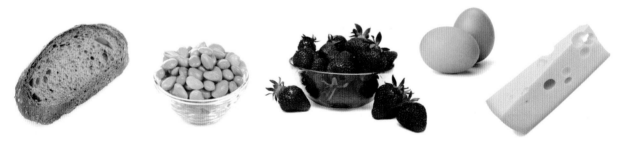

Distribución orientativa de los macronutrientes

Del 55% al 65% del total energético en forma de carbohidratos.

Del 10% al 15% en forma de proteínas.

Del 20%-30% en forma de grasas.

Dichas fluctuaciones dependen de las necesidades energéticas según la actividad física (cuanto mayor es la demanda energética, mayor cantidad de grasa hay que aportar para poder cubrir esas necesidades, ya que los hidratos, al tener menor densidad calórica, no son capaces por sí solos).

POBLACIONES ESPECIALES

Algunos grupos de población tienen unas características particulares que debemos observar ya sea por moda o por necesidad, hay personas que deben vigilar más los nutrientes que ingieren.

Vegetarianos

Este concepto es muy amplio y abarca diferentes tipos de alimentación, según los alimentos que estén permitidos comer. En general, consideramos vegetarianas a aquellas personas que, habiendo eliminado los productos de origen animal, consumen en su dieta únicamente alimentos de origen vegetal. Podemos considerar como **vegetarianos estrictos a quienes han eliminado todo tipo de alimento de procedencia animal (carnes, pescados, huevos, leche o miel).** A este grupo, a menudo, se lo suele llamar también veganos, aunque el veganismo no es solo un tipo de alimentación, sino una filosofía de vida.

Dentro de los vegetarianos, existen grupos de personas que consumen algún tipo de alimento de origen animal, como es la leche (lactovegetarianos), los huevos (ovovegetarianos) o ambos (ovolacteovegetarianos). Algunos tipos de vegetarianos consumen pescado, aunque es un tema muy debatido si se los puede denominar vegetarianos consumiendo pescado. Las personas que eligen llevar una alimentación vegetariana por la razón que sea **deben ser conscientes de las limitaciones de esta y si bien los alimentos vegetales pueden aportar todos los nutrientes necesarios,** en el caso de sustancias concretas, como pueden ser el hierro, la vitamina B, los aminoácidos esenciales o el ácido fólico pueden darse problemas de absorción o carencias, ya que estas sustancias se encuentran en menor cantidad en alimentos vegetales o con peor calidad biológica. Si se opta por una dieta vegetariana, hay que combinar los alimentos

DENTRO DE LOS VEGETARIANOS

EXISTE UN SUBGRUPO, LOS CRUDÍVOROS, QUE CONSUMEN SOLO ALIMENTOS CRUDOS O TIBIOS, SIN LLEGAR A COCINARSE.

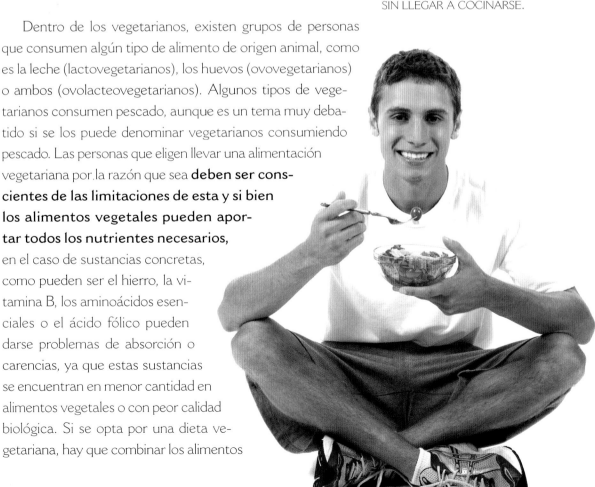

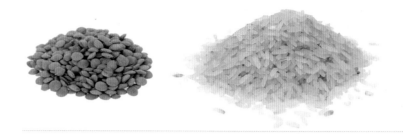

LOS VEGANOS

TIENEN ALGUNAS LIMITACIONES NUTRICIONALES QUE PUEDEN DESEMBOCAR EN ANEMIA Y OTRAS CARENCIAS SI NO SE COMBINAN BIEN LOS ALIMENTOS PERMITIDOS.

adecuadamente para que se aporten todos los nutrientes, sobre todo los aminoácidos esenciales. Un ejemplo podría ser **las lentejas con arroz, pues la mezcla de ambos alimentos aporta todos los aminoácidos esenciales** y tiene un valor biológico muy alto.

Intolerancias alimentarias

Entendemos por intolerancia alimentiaria las reacciones adversas (tanto al propio alimento en sí como a algún ingrediente del mismo) que se producen al comer un alimento o un determinado grupo de alimentos, ya que nuestro cuerpo no puede digerir de forma correcta el alimento o alguno de sus componentes. Generalmente, **una intolerancia alimentaria se puede diagnosticar mediante una serie de pruebas cutáneas** (en la piel del paciente), que consisten en colocar sobre la piel una serie de extractos de determinados alimentos que se escarifican o se pinchan para observar si existe algún tipo de reacción. En la actualidad existen test muy completos que nos informan de todas las intolerancias alimenticias que podamos tener. Una de las más comunes es la intolerancia a la lactosa (azúcar de la leche) o al gluten (proteína de algunos cereales). Esta intolerancia se tratará a continuación. **Pueden darse también intolerancias a algunas frutas, a frutos secos o al marisco.**

LA INTOLERANCIA A LA LACTOSA provoca cólicos, diarrea o estreñimiento y en casos severos, incluso malnutrición.

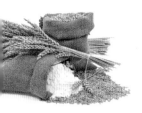 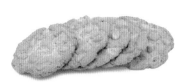 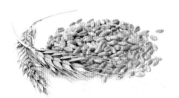 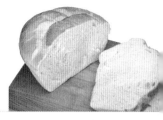

Celiacos

La Federación de Asociaciones de Celiacos de España (FACE) define la enfermedad celiaca como una intolerancia permanente al gluten del trigo, cebada, centeno y probablemente avena, y que se presenta en individuos genéticamente predispuestos. **Se caracteriza por una reacción inflamatoria, de base inmune, en la mucosa del intestino delgado, lo que dificulta la absorción de macro y micronutrientes.** El gluten es una proteína amorfa que está en la semilla de muchos cereales combinada con almidón. Representa un 80% de las proteínas del trigo y se compone de gliadina y glutenina. **El gluten es el responsable de la elasticidad de la masa de harina, y confiere la consistencia elástica y esponjosa de los panes y masas horneadas.** Se puede obtener a partir de la harina de trigo y otros cereales lavando el almidón. El producto resultante tendrá una textura pegajosa y fibrosa parecida a la del chicle. Este poder espesante es muy apreciado en alimentación.

La prevalencia de la enfermedad estimada en los europeos y sus descendientes es del 1%, siendo más frecuente en las mujeres, con una proporción de dos a uno. Los síntomas más frecuentes de padecer esta intolerancia son: pérdida de peso y de apetito, fatiga, náuseas, vómitos, diarrea, distensión abdominal, pérdida de masa muscular, retraso del crecimiento, alteraciones del carácter (irritabilidad, apatía, introversión, tristeza), dolores abdominales, meteorismo, anemia por déficit de hierro; todos síntomas resistentes a tratamiento. Sin embargo, tanto en niños como en adultos, los síntomas pueden ser atípicos o estar ausentes, dificultando el diagnóstico.

APARATO DIGESTIVO

Faringe
Esófago
Hígado
Intestino delgado
Estómago
Intestino grueso
Colon

Las personas celiacas deben seguir una dieta estricta sin gluten de por vida basada en alimentos naturales: legumbres, carnes, pescados, huevos, frutas, verduras, hortalizas, tubérculos y cereales sin gluten (arroz y maíz). **Deben evitarse, en lo posible, los alimentos elaborados y/o envasados, pues en estos es más difícil garantizar la ausencia de gluten.** La ingestión de pequeñas cantidades de gluten de manera continuada puede causar trastornos importantes y no deseables.

Diabetes

Se debe a **la falta o a la muy poca producción de insulina,** resistencia a esta o a ambas. La insulina es una hormona producida por el páncreas para controlar la glucemia. Tras digerirse un alimento, la glucosa entra en el torrente sanguíneo. **La insulina transporta la glucosa del torrente sanguíneo hasta los músculos,** la grasa y las células hepáticas, donde puede utilizarse como energía. Las personas diabéticas, o no producen suficiente insulina, o los músculos, la grasa y las células hepáticas no responden de manera normal a ella.

MANTENER UNA DIETA SANA ES LA MEJOR MANERA DE CONTROLAR LA DIABETES, YA SEA DEL TIPO 1, DEL 2 O LA GESTACIONAL.

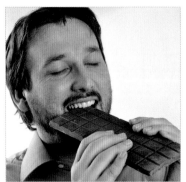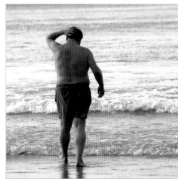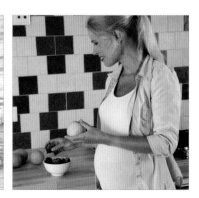

Tipos de diabetes

Tipo 1: la producción de insulina es nula o poca, necesitándose inyecciones diarias. La causa exacta se desconoce, pero la genética, los virus y los problemas autoinmunitarios pueden influir.

Tipo 2: la más común. Suele presentarse en la edad adulta, aunque se está diagnosticando cada vez más en jóvenes. El páncreas no produce suficiente insulina para mantener los niveles de glucemia normales, a menudo debido a que el cuerpo no responde bien a la insulina. Este tipo se está volviendo más común por la obesidad creciente y la falta de ejercicio físico. Hay muchos factores de riesgo que predisponen a la diabetes tipo 2, como: ser mayor de 45 años, con un progenitor o hermanos diabéticos, tener diabetes gestacional o parto de un bebé con un peso mayor de 4 kg, tener una cardiopatía, un nivel alto de colesterol en la sangre, no hacer bastante ejercicio, padecer obesidad…

Diabetes gestacional: consiste en la presencia de altos niveles de glucemia que se presentan en cualquier momento del embarazo en una mujer que no tiene diabetes. Las mujeres que padecen este tipo de diabetes están en alto riesgo de padecer diabetes tipo 2 y enfermedad cardiovascular posteriormente de por vida. Los principales síntomas son: visión borrosa, sed excesiva, fatiga, micción frecuente, hambre y pérdida de peso.

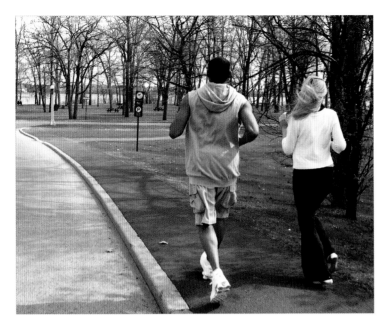

EL TRATAMIENTO

DE LA DIABETES ESTÁ ORIENTADO HACIA EL ESTILO DE VIDA: CAMBIAR A HÁBITOS MÁS SANOS Y HACER DEPORTE DE FORMA REGULAR.

No hay cura para la diabetes. El tratamiento consiste en medicamentos, dieta y ejercicio para controlar el nivel de azúcar en la sangre y prevenir los síntomas. Las personas con diabetes tipo 1 deben comer más o menos a la misma hora todos los días y ser coherentes con el tipo de alimentos que eligen. Esto ayuda a prevenir que los niveles de glucemia se eleven o bajen demasiado. Las personas con diabetes tipo 2 deben seguir una dieta equilibrada y baja en grasas. El ejercicio regular es importante para las personas diabéticas porque ayuda a controlar la glucemia, la hipertensión arterial y a perder peso. Los diabéticos que hacen ejercicio tienen menos probabilidades de sufrir un ataque cardiaco o un accidente cerebrovascular que los que no lo hacen regularmente. **Al practicar ejercicio se escogerá una actividad física agradable apropiada para su actual nivel de estado físico,** hacer ejercicio todos los días y a la misma hora, llevar alimentos que contengan carbohidratos de acción rápida en caso de ponerse hipoglucémico durante o después del ejercicio, o beber líquidos adicionales sin azúcar antes, durante y después del ejercicio. **Mantener un peso corporal ideal y un estilo de vida activo puede prevenir la diabetes tipo 2.** Actualmente, no hay forma de prevenir la diabetes tipo 1 ni existe un examen de detección eficaz para este tipo de diabetes en personas que no presenten síntomas.

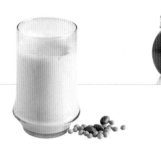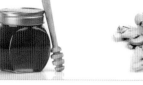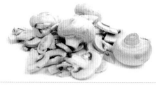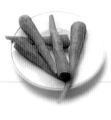

ÍNDICE GLUCÉMICO

EL ÍNDICE GLUCÉMICO ES UN INSTRUMENTO PARA COMPARAR LA CALIDAD DE LOS CARBOHIDRATOS DE CADA ALIMENTO.

Cuando tomamos un alimento que contiene carbohidratos, los niveles de glucosa en sangre van aumentando a medida que se digieren y asimilan los almidones y azúcares que contienen, a una velocidad que depende del tipo de nutrientes, de la cantidad de fibra del alimento y de la composición del resto de sustancias presentes en el estómago e intestino durante la digestión.

La concentración de glucosa en sangre debe mantenerse dentro de unos límites estables que están regulados por dos hormonas: la insulina, que se encarga de bajar los niveles de glucosa sanguínea cuando estos son muy altos; y el glucagón, que libera glucosa a la sangre cuando los niveles descienden. **Si los niveles de glucosa en sangre aumentan mucho y de forma rápida, se segrega insulina en grandes cantidades,** pero como las células no pueden quemar adecuadamente toda la glucosa, el metabolismo de las grasas se activa y comienza a transformarla en grasas. Estas grasas se almacenan en las células del tejido adiposo. Posteriormente, toda la insulina que hemos segregado hace que los niveles de azúcar bajen y, dos o tres horas después, el azúcar en sangre cae por debajo de lo normal, pasando a un estado de hipoglucemia, lo que dispara la sensación de hambre. Si volvemos a comer carbohidratos de índice glucémico alto para calmar la sensación de hambre ocasionada por la rápida bajada de la glucosa, volvemos a segregar otra gran dosis de insulina, y así entramos en un círculo vicioso que se repetirá una y otra vez cada pocas horas y que nos llevará a producir tejido adiposo. **Tomar carbohidratos de bajo índice glucémico, especialmente en las meriendas o comidas aisladas, puede mejorar la regulación del azúcar**

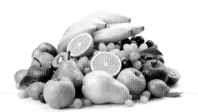
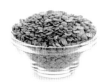
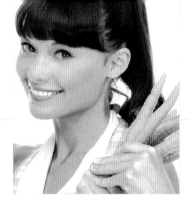

en sangre, reducir la secreción de insulina y ayudar a un programa de pérdida de peso. En el caso de los deportistas, si los niveles de glucógeno muscular y hepático han bajado mucho, parte de esa glucosa se usará para reponerlos, por lo que es aconsejable cierta cantidad de este tipo de alimentos tras sesiones duras de entrenamiento.

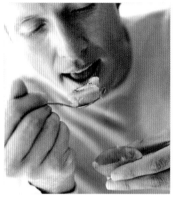

Para poder saber con qué velocidad un alimento concreto se digiere y asimila, y poder saber así con qué rapidez subirán los niveles de glucosa en sangre, se determina el índice glucémico de los alimentos. Dicho índice es la relación entre el área de la curva de la absorción de la ingesta de 50 g de glucosa pura a lo largo del tiempo con la obtenida al ingerir cierta cantidad en un alimento que contenga 50 g de hidratos de carbono. **Índices elevados implican una rápida absorción, mientras que índices bajos indican una absorción lenta.** (Este índice es de gran importancia para los diabéticos, ya que deben evitar las subidas rápidas de glucosa en sangre.) Los carbohidratos de alto índice glucémico pueden ocasionar problemas importantes en el control de la diabetes y en la formación de grasas.

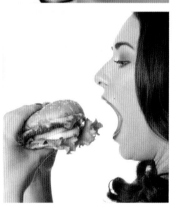

Índices glucémicos de los principales alimentos

ÍNDICE	ALIMENTO	ÍNDICE	ALIMENTO	ÍNDICE	ALIMENTO
110	Maltosa	62	Plátano	36	Garbanzos
100	GLUCOSA	59	Azúcar blanco (SACAROSA)	36	Yogur
92	Zanahorias cocidas	59	Maíz dulce	34	Leche entera
87	Miel	59	Pasteles	32	Leche desnatada
80	Puré de patatas instantáneo	51	Guisantes verdes	29	Judías
80	Maíz en copos	51	Patatas fritas	29	Lentejas
72	Arroz blanco	51	Patatas dulces (boniatos)	34	Peras
70	Patatas cocidas	50	Espaguetis de harina refinada	28	Salchichas
69	Pan blanco	45	Uvas	26	Melocotones
68	Barritas Mars	42	Pan de centeno integral	26	Pomelos
67	Sémola de trigo	42	Espaguetis de trigo integral	25	Ciruelas
66	Muesli suizo	40	Naranjas	23	Cerezas
66	Arroz integral	39	Manzanas	20	FRUCTOSA
64	Pasas	38	Tomates	15	Soja
64	Remolacha	36	Helados	13	Cacahuetes

La alimentación del ser humano

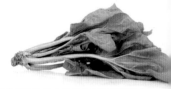

EL CUERPO HUMANO

El cuerpo humano es una estructura física y material formada por cabeza, tronco y extremidades (superiores, los brazos, e inferiores, las piernas).

Es una extraordinaria máquina compleja y precisa en la que se dan **millones de reacciones químicas y procesos metabólicos que hacen posible la vida del ser humano** con un grado extraordinario de perfección. Está formado básicamente por carbono, oxígeno, hidrógeno y nitrógeno, conteniendo otros elementos en menor cantidad. Se organiza en diferentes niveles jerarquizados. Así, **está compuesto de aparatos; estos los integran sistemas,** que a su vez están compuestos por órganos conformados por tejidos, los cuales están formados por células compuestas por moléculas. Aunque **el cuerpo humano es una máquina muy compleja y precisa, no es perfecta.** Las reacciones metabólicas que en él se producen tienen un control riguroso, si bien a veces se pueden producir errores.

PODEMOS HACER MUCHO PARA QUE NUESTRO CUERPO MANTENGA SU BUEN FUNCIONAMIENTO. UNA DIETA EQUILIBRADA Y EL EJERCICIO FÍSICO REGULAR AYUDAN A LA MAQUINARIA DEL ORGANISMO A FUNCIONAR.

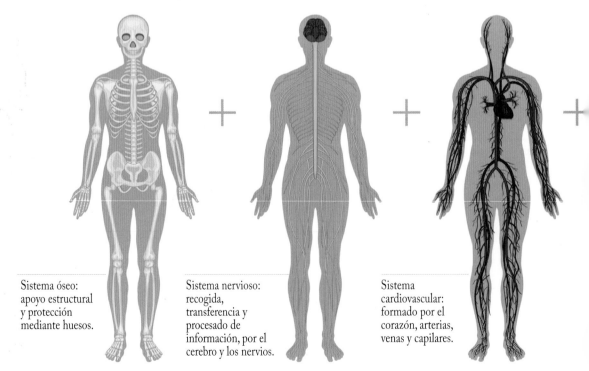

Sistema óseo: apoyo estructural y protección mediante huesos.

Sistema nervioso: recogida, transferencia y procesado de información, por el cerebro y los nervios.

Sistema cardiovascular: formado por el corazón, arterias, venas y capilares.

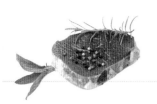 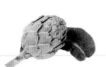 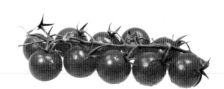 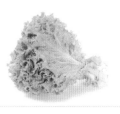

Dentro de esa perfección, hay que tener en cuenta que el organismo no es autosuficiente. Necesita de aporte externo para sobrevivir. Así, la parte consciente del ser humano juega un papel imprescindible en el grado de bienestar y salud de cada individuo. La ya clásica frase de **«Somos lo que comemos»** refleja claramente este hecho. Si no cuidamos y ayudamos a la maquinaria, esta empezará a dar fallos y problemas. Si la ayudamos desde fuera, se mantendrá en buen funcionamiento durante más tiempo. **Con una alimentación sana y equilibrada junto con la práctica de ejercicio físico regular contribuiremos a mantener la salud** de nuestro cuerpo mucho más tiempo. Con una alimentación sana disminuimos los problemas cardiovasculares, el riesgo de sufrir diabetes, problemas esquelético-musculares o el riesgo de padecer cáncer. **El ejercicio físico aporta ventajas tanto a nivel físico como psíquico.** La práctica de actividad física regular no solo mejora el sistema cardio-respiratorio y músculo-esquelético, sino que ayuda a liberar el estrés o la ansiedad, a mejorar la calidad del sueño, a tener mayor sensación de bienestar, a estar más activos mentalmente, retardar el proceso de envejecimiento y mejorar el aspecto físico, lo que ayuda a la sensación de bienestar y a disminuir la depresión.

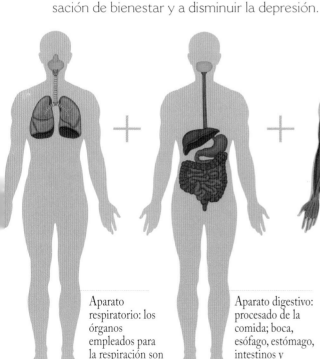

Aparato respiratorio: los órganos empleados para la respiración son los pulmones.

Aparato digestivo: procesado de la comida; boca, esófago, estómago, intestinos y glándulas anexas.

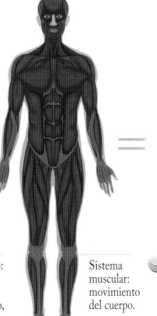

Sistema muscular: movimiento del cuerpo.

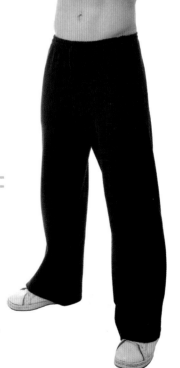

EVOLUCIÓN DEL CONCEPTO DE ESTÉTICA

La preocupación por la belleza ha estado muy presente desde el principio de la historia. Ya en la Prehistoria se daba mucha importancia a la belleza femenina y a la fuerza masculina, lo que se refleja en las pinturas rupestres, donde se pintaba a la mujer voluminosa y fértil y al poderoso cazador.

La cultura egipcia es famosa por el uso de ungüentos de belleza, fabricados con extractos de plantas y minerales para hidratar la piel y maquillarla. **La belleza de las faraonas como Cleopatra o Nefertiti** es conocida en todo el mundo, así como los trucos de belleza que empleaban. El canon de belleza griego buscaba la proporción del cuerpo, donde, como en el discóbolo, no había cabida para la grasa. Lo estético era lo esbelto y musculoso, intentando frenar los efectos del envejecimiento. Este modelo de belleza fue adoptado también por los romanos. **Con el comienzo de la Edad Media, el culto al cuerpo tuvo un declive.** Debido a las continuas guerras y epidemias (lo que provocaba gran escasez de alimentos), el tema de la belleza se convirtió en algo secundario. Con el Renacimiento italiano resurge la preocupación por lo estético y por el uso de cremas, maquillaje y perfumes. **Se usan grandes pelucas y maquillaje recargado.** El canon de belleza femenino consiste en formas redondeadas, de cuello esbelto y tez blanca mientras que en el hombre se busca el cuerpo definido y tonificado, no el cuerpo abandonado.

Esta obsesión por la belleza ha seguido hasta nuestros días. Al contrario que la moda de los siglos pasados, en los cuales la

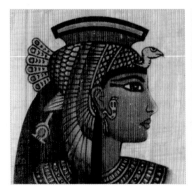

EL CANON DE BELLEZA ES UN CONCEPTO CARACTERIZADO POR LA RELATIVIDAD Y HA CAMBIADO CON EL TIEMPO.

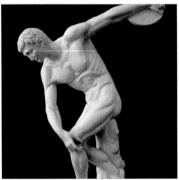
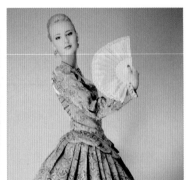

CADA ÉPOCA tiene una percepción estética, pero lo sano siempre es bello.

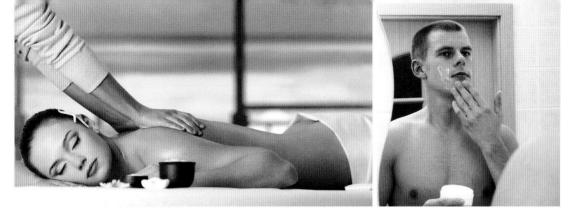

DESDE LA ÉPOCA DEL ANTIGUO EGIPTO, la belleza también se relaciona con la higiene y el cuidado corporal, y no solo con una serie de características físicas.

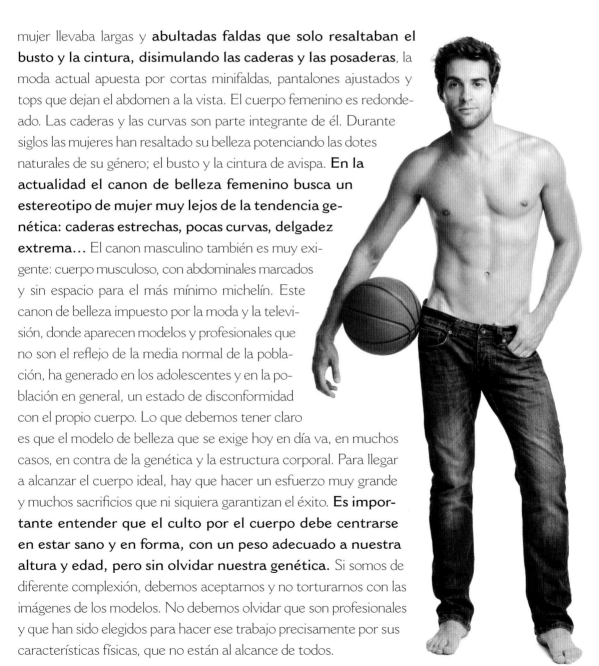

mujer llevaba largas y **abultadas faldas que solo resaltaban el busto y la cintura, disimulando las caderas y las posaderas**, la moda actual apuesta por cortas minifaldas, pantalones ajustados y tops que dejan el abdomen a la vista. El cuerpo femenino es redondeado. Las caderas y las curvas son parte integrante de él. Durante siglos las mujeres han resaltado su belleza potenciando las dotes naturales de su género; el busto y la cintura de avispa. **En la actualidad el canon de belleza femenino busca un estereotipo de mujer muy lejos de la tendencia genética: caderas estrechas, pocas curvas, delgadez extrema…** El canon masculino también es muy exigente: cuerpo musculoso, con abdominales marcados y sin espacio para el más mínimo michelín. Este canon de belleza impuesto por la moda y la televisión, donde aparecen modelos y profesionales que no son el reflejo de la media normal de la población, ha generado en los adolescentes y en la población en general, un estado de disconformidad con el propio cuerpo. Lo que debemos tener claro es que el modelo de belleza que se exige hoy en día va, en muchos casos, en contra de la genética y la estructura corporal. Para llegar a alcanzar el cuerpo ideal, hay que hacer un esfuerzo muy grande y muchos sacrificios que ni siquiera garantizan el éxito. **Es importante entender que el culto por el cuerpo debe centrarse en estar sano y en forma, con un peso adecuado a nuestra altura y edad, pero sin olvidar nuestra genética.** Si somos de diferente complexión, debemos aceptarnos y no torturarnos con las imágenes de los modelos. No debemos olvidar que son profesionales y que han sido elegidos para hacer ese trabajo precisamente por sus características físicas, que no están al alcance de todos.

TRASTORNOS ALIMENTICIOS

Debido a los problemas anteriormente mencionados respecto a los nuevos cánones de belleza, cada vez se están dando más casos de trastornos alimenticios. Cada vez son más los adolescentes que no aceptan su cuerpo, lo que les lleva a modificar su conducta alimenticia y a exagerar la práctica deportiva.

Anorexia

Es una alteración grave de la percepción de la propia imagen, con un temor morboso a la obesidad. Se produce una inclinación a mantener un peso corporal mínimo, un miedo intenso a ganar peso y una alteración significativa de la percepción del cuerpo. Generalmente, la pérdida de peso se consigue mediante una disminución de la ingesta total de alimentos. Aunque los anoréxicos empiezan por excluir de su dieta todos los alimentos con alto contenido calórico, la mayoría acaba con una dieta muy restringida, limitada a unos pocos alimentos. **Existen otras formas de perder peso, como la utilización de purgas, vómitos provocados o ejercicio físico excesivo.** Su causa es desconocida, pero hay una serie de factores causantes de la anorexia que son una combinación de elementos biológicos (predisposición genética y biológica), psicológicos (influencias familiares y **conflictos psíquicos) y sociales (influencias y expectativas sociales). La pérdida de peso**

EN LOS ANORÉXICOS LA OBSESIÓN POR LOS ALIMENTOS Y SU RELACIÓN CON EL CUERPO SE VUELVEN PATOLÓGICOS: NO SE VEN DELGADOS NUNCA, AUNQUE ESTÉN ESCUÁLIDOS.

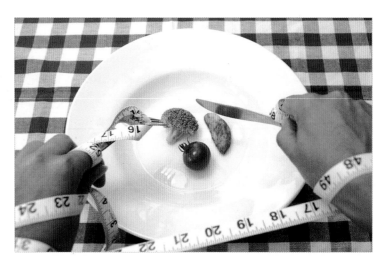

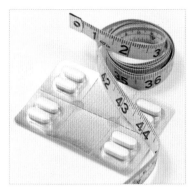
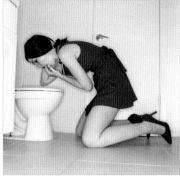
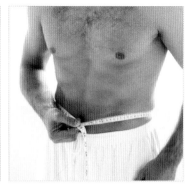

MUCHAS VECES LA ANOREXIA VA UNIDA a episodios de bulimia, en los que purgantes y vómitos provocados son habituales para tratar de controlar el peso.

conduce a la malnutrición, que a su vez contribuye a los cambios físicos y emocionales del paciente y perpetúa el círculo vicioso que se sintetiza en el modelo psicosocial de la anorexia nerviosa. Algunos síntomas son: amenorrea, estreñimiento, preocupación por las calorías de los alimentos, dolor abdominal, preocupación por el frío, vómitos, preocupación por la preparación de las comidas –propias y de las de los demás–, restricción progresiva de alimentos y obsesión por la báscula, preocupación por la imagen, discordancia entre la imagen y la idea de uno mismo, abundancia de trampas y mentiras, hiperactividad y preocupación obsesiva por los estudios, sin disfrute de ello.

Bulimia

Trastorno alimenticio en el que la persona come en exceso, **o tiene episodios regulares de ingestión excesiva de alimento,** además de sentir una pérdida de control y una sensación de autorrechazo. La persona afectada, a continuación de ingerir comida, utiliza diversos métodos, tales como **vomitar o consumir laxantes en exceso para prevenir el aumento de peso.** Se desconoce la causa exacta de la bulimia, pero los factores genéticos, psicológicos, traumáticos, familiares, sociales o culturales pueden jugar un papel. La bulimia probablemente se debe a más de un factor. El peso corporal con frecuencia está en el rango normal, aunque las personas bulímicas pueden verse a sí mismas con sobrepeso. Los síntomas o comportamientos que se pueden detectar son: ejercicio compulsivo, uso de laxantes, diuréticos, medicamentos para vomitar o pastillas para adelgazar, ir al baño de manera regular inmediatamente después de las comidas, consumir repentinamente grandes cantidades de alimentos, o comprar grandes can-

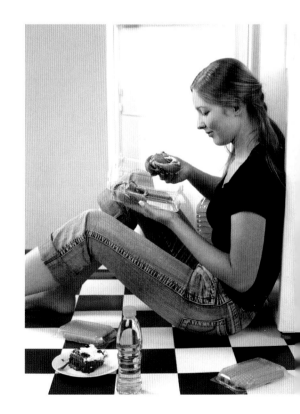

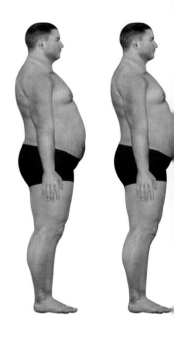

TANTO ANORÉXICOS

COMO BULÍMICOS SUELEN HACER MUCHO EJERCICIO FÍSICO PARA ADELGAZAR AÚN MÁS, PERO EN LOS VIGORÉXICOS ES UN PROBLEMA MAYOR, QUE CENTRA TODO EL INTERÉS EN LA MUSCULATURA.

tidades de alimentos que desaparecen de inmediato. **La bulimia puede ser peligrosa** y puede llevar a que con el tiempo se presenten complicaciones médicas graves: el vómito frecuente deja ácido estomacal en el esófago (el tubo que va de la boca al estómago), lo cual puede causar daños permanentes en esta área, además se padece estreñimiento, deshidratación, caries dentales, anomalías electrolíticas, hemorroides, pancreatitis…. Muchas personas con bulimia, aunque no todas, también sufren de anorexia nerviosa.

Vigorexia

Es un trastorno mental no estrictamente alimentario, pero que sí comparte la patología de la preocupación obsesiva por la figura y una distorsión del esquema corporal. **Se caracteriza por: invertir todas las horas posibles en hacer deporte para aumentar la musculatura, pesarse varias veces al día y hacer comparaciones con otras personas que practican fisicoculturismo.** Todo ello deriva en la presencia de un cuadro obsesivo-compulsivo, que hace que el vigoréxico se sienta fracasado, abandone sus otras actividades y **se encierre en un gimnasio día y noche,** haga dietas bajas en grasas y ricas en hidratos de carbono y proteínas para aumentar la masa muscular (por lo que corren mayor riesgo de abusar de sustancias como hormonas y anabolizantes esteroides). Si bien se ha comprobado la existencia de trastornos en los niveles de diversas hormonas y en mediadores presentes en la transmisión nerviosa en el sistema nervioso central, los principales factores desencadenantes involucrados son de tipo cultural, social y educativo, a los que estas personas están expuestas continuamente, siendo además más frágiles. Por ello, **el tratamiento debe enfocarse a modificar la conducta** y la perspectiva que tienen sobre su propio cuerpo.

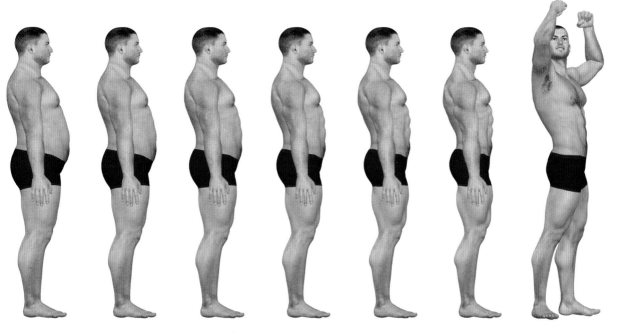

SE PUEDE MODIFICAR LA COMPLEXIÓN FÍSICA, si bien la tendencia genética se mantiene, una persona redondeada podrá tener un aspecto atlético si hace ejercicio, o estar obeso si no cuida su alimentación ni hace ejercicio.

MORFOLOGÍAS O COMPLEXIONES

Existen diferentes somatotipos dentro del ser humano, que podemos resumir en tres.

Ectomorfia

Se refiere a la complexión delgada, sin mucha musculatura. **Cuerpos altos, delgados, frágiles y delicados, con una cabeza grande.** Los ectomórficos son introvertidos, inhibidos e intelectuales. Su bajo porcentaje de grasa los hace susceptibles de tener problemas de salud. Tiene una musculatura larga y delgada, lo que los hace aptos para deportes de resistencia, como el maratón, el ciclismo o la escalada, donde el peso corporal juega un factor determinante.

Mesomorfia

Los mesomórficos son de **cuerpo huesudo, duro, pesado, y exhiben músculos grandes y sobresalientes**. Les gusta el deporte, son animosos. Predominio de las formas verticales y del desarrollo muscular y óseo. Robustez. Tienen vasos sanguíneos grandes, la piel gruesa y los hombros, tórax, manos y pies grandes, la cara ovalada, y el cráneo alto y estrecho. Son el somatotipo de aspecto más atlético. Tienen un porcentaje de masa grasa bajo y de masa magra alto. Suelen ser buenos en la mayoría de deportes. Tienen menos riesgo de sufrir problemas de salud que los otros somatotipos.

Endomorfia

Los endomórficos tienen el **cuerpo suave, redondeado y un gran desarrollo visceral** (estómago, etc.). Son sociables, disfrutan del ocio, hablan mucho y prefieren las comodidades. Predominio de las estructuras horizontales, formas corporales redondeadas y blandas, cuello y extremidades cortas, cara gruesa y blanda, frente ancha, perfil suave, escaso desarrollo óseo y muscular, y aspecto de relajamiento. Tienen tendencia a acumular grasa, al sobrepeso y a la calvicie. El riesgo de padecer problemas de salud es más elevado.

COMPOSICIÓN CORPORAL

EL PESO ES SOLO UN ÍNDICE ENTRE OTROS MUCHOS, ES MEJOR FIJARSE EN LA TALLA QUE EN LA BÁSCULA, YA QUE ALGUNOS TEJIDOS, COMO EL MÚSCULO, PUEDEN PESAR MÁS QUE LA GRASA.

Conocer la composición corporal de una persona puede ser un dato muy útil e interesante a la hora de elaborar una dieta o un plan de entrenamiento.

El cuerpo humano está formado por diferentes tipos de tejidos. A nivel del gasto calórico los que nos interesan son el tejido graso, el muscular, el óseo y el agua. Para facilitar los estudios y la terminología, **se suelen agrupar los tejidos en masa grasa, siendo esta la que tiene una baja concentración de agua; y masa magra, teniendo esta una proporción alta de agua.** Dentro de la masa magra se incluye la masa muscular, la ósea, tendones, ligamentos y órganos internos. Como la masa magra contiene mucha más agua que la grasa, es más densa y pesada. Una persona con mucha masa magra será más pesada que otra con más masa grasa y con el mismo volumen corporal. El uso del peso corporal total no es una medida adecuada de composición corporal, ya que no diferencia entre los tipos de tejido. Se puede aumentar el peso y perder masa grasa a la vez o perder peso y aumentar la cantidad de masa grasa.

La masa grasa se divide en esencial y almacenada. La primera es necesaria para la vida, ya que es un **componente imprescindible** del cerebro, las células, el corazón o, en el caso de las mujeres, el aparato reproductor, y sin la cual no podríamos vivir. **La grasa almacenada es una reserva de energía** que se encuentra en el tejido adiposo o bien por debajo de la piel, o alrededor de los órganos. Las mujeres tienen, genéticamente, mayor porcentaje de grasa que los hombres, pues la necesitan para el aparato reproductor. A mujeres con porcentajes muy bajos de grasa se les puede retirar la menstruación. **La**

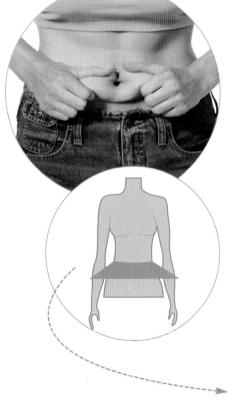

SECCIÓN TRANSVERSAL DE LA PARED ABDOMINAL

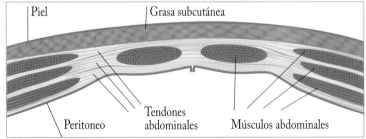

Piel | Grasa subcutánea

Peritoneo | Tendones abdominales | Músculos abdominales

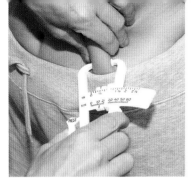
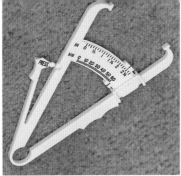
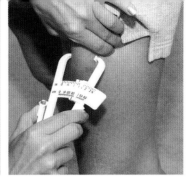

masa magra está formada principalmente por proteínas, agua y una pequeña cantidad de minerales y glucógeno. La evaluación de la composición corporal es de gran importancia para valorar el rendimiento deportivo, así como a la hora de plantear una dieta de pérdida de peso.

LOS MÉDICOS UTILIZAN el plicómetro para medir la cantidad de grasa en casos de sobrepeso u obesidad.

Existen varios métodos para medir la composición corporal

Pesaje hidrostático: basado en el principio de Arquímedes (todo cuerpo sumergido recibe un empuje hacia arriba igual al volumen del cuerpo sumergido). A igual peso, los cuerpos con menor densidad tienen mayor superficie, por lo que desplazan más agua. El procedimiento que se debe seguir es: se pesa al sujeto fuera. Luego se introduce al sujeto en el agua y se le pesa dentro. Este método requiere unos ajustes, como es el volumen pulmonar y residual. Cuanto mayor es la diferencia entre el peso dentro y fuera del agua, mayor proporción de masa grasa se tiene.

Pliegues grasos: la grasa subcutánea representa alrededor del 50% de la grasa total. Existen aparatos (plicómetros) que miden la cantidad de grasa subcutánea según el grosor de los pliegues. Luego existen ecuaciones que ajustan los datos.

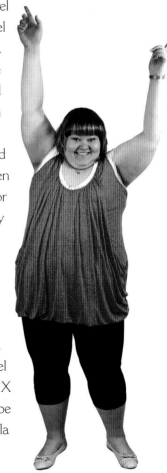

Bioimpedancia eléctrica: este método está basado en la conductividad eléctrica y como esta, varía según los tejidos. Ya que el agua es un buen conductor y la masa magra es principalmente agua, será mucho mejor conductor que la masa grasa, que tiene un porcentaje de agua muy bajo. El método consiste en hacer pasar una corriente eléctrica por el cuerpo y ver cuánto tiempo tarda en salir o en hacer el recorrido. Hay que hacer ciertos ajustes a los resultados, según la altura o el sexo.

Densitometría ósea (DEXA): este método usa la absorción por rayos X de energía. Es, sin duda, el método más exacto y preciso, pues es como ver una fotografía del cuerpo por dentro, aunque el equipo es complejo y muy caro. Se hacen pasar dos haces de rayos X por el cuerpo y se mide la cantidad absorbida. La masa magra absorbe más cantidad de rayos X que la grasa, por lo que cuanto mayor sea la reducción del haz del rayo, mayor cantidad de masa magra habrá.

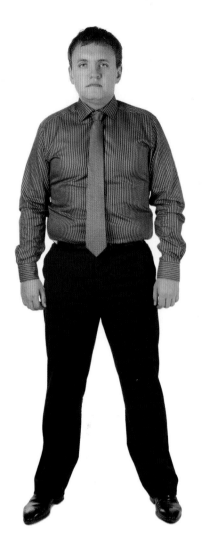

La composición corporal va cambiando a lo largo de la vida. Podemos influir en este proceso con la dieta y el ejercicio, pero la masa magra que no se use se perderá. **Los factores que influyen en la composición corporal son: factores genéticos,** que nos predisponen hacia un tipo de composición; **la edad,** ya que con el paso del tiempo se va disminuyendo el consumo de energía y aumenta la tendencia a almacenar grasa; **el sexo,** pues las mujeres tienen mayor porcentaje graso que los hombres debido a las diferentes funciones biológicas; **la alimentación,** que facilitará que el cuerpo disponga de lo necesario y no tenga exceso de lo innecesario; **y el grado y tipo de actividad**, lo que va a determinar el gasto calórico total y el tipo de sustrato empleado como fuente de energía.

Índice de Masa Corporal (IMC)

Es una medida de asociación entre el peso y la talla de un individuo que nos da idea de si el peso se ajusta a lo considerado ideal o saludable o no. También se conoce como índice de Quetelet por el estadístico belga L.A.J. Quetelet, que lo desarrolló. Se calcula con la fórmula matemática reflejada en la tabla siguiente (a dicha fórmula hay que aplicarle unos ajustes según el sexo y la edad). Esta sería la fórmula: **IMC = Peso (kg) / Estatura^2 (m)**

Estado nutricional de acuerdo con el IMC (OMS)

Clasificación	IMC (kg/m^2)	
	Valores principales	Valores adicionales
Infrapeso	<18,50	<18,50
Delgadez severa	<16,00	<16,00
Delgadez moderada	16,00 - 16,99	16,00 - 16,99
Delgadez aceptable	17,00 - 18,49	17,00 - 18,49
Normal	18,5 - 24,99	18,5 - 22,99
		23,00 - 24,99
Sobrepeso	≥25,00	≥25,00
Preobeso	25,00 - 29,99	25,00 - 27,49
		27,50 - 29,99
Obeso	≥30,00	≥30,00
Obeso tipo I	30,00 - 34,99	30,00 - 32,49
		32,50 - 34,99
Obeso tipo II	35,00 - 39,99	35,00 - 37,49
		37,50 - 39,99
Obeso tipo III	≥40,00	≥40,00

SOBREPESO Y OBESIDAD

Como se comentó en la Introducción de este libro, los cambios que se han producido en los hábitos de la población han ocasionado un aumento en la incidencia de sobrepeso y obesidad en la población, sobre todo en los países desarrollados.

El sobrepeso está asociado a numerosas enfermedades, siendo este un agravante en los problemas cardiovasculares, cáncer, diabetes, osteoporosis o problemas músculo-esqueléticos. Por su lado, **la obesidad se considera como una enfermedad en sí,** pudiendo por ella misma producir otros problemas tanto físicos como psíquicos. Es decir, mientras que el sobrepeso solo agrava los problemas que se puedan tener, la obesidad es un problema en sí. Existen numerosos problemas asociados a la obesidad y el sobrepeso, de entre los cuales podemos destacar los que enumeramos a continuación.

Colesterol y perfil lipídico

El perfil lipídico muestra las cantidades en plasma de ciertos lípidos, sobre todo los triglicéridos y el colesterol. Es conveniente hacer analíticas para valorar los niveles de ambos, ya que **están directamente relacionados con las cardiopatías.** Niveles altos de estos lípidos aumentan el riesgo de infartos, anginas de pecho, hipertensión o problemas cerebrales. El colesterol es un esterol de origen animal que se une a ácidos grasos. No es soluble en agua, lo que lo hace muy rígido. Su principal función es estructural (componente básico de las membranas celulares). También tiene una función muy importante como precursor de otras sustancias, como hormonas esteroideas. Para ser transportado por la linfa, se une a proteínas. Según la proporción de cada uno, se pueden diferenciar varios tipos: VLDL, LDL, HDL, VHDL. De todas ellas **la más peligrosa es la LDL, ya que a medida que es transportada, va perdiendo parte de los componentes, que se van adhiriendo a las paredes arteriales,** produciendo los llamados ateromas, que disminuyen el diámetro total de las arterias provocando hipertensión y otros problemas cardiovasculares. El 50% del colesterol

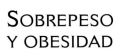

SOBREPESO Y OBESIDAD

SON UNO DE LOS PROBLEMAS DE SALUD MÁS GRAVES HOY DÍA EN LOS PAÍSES DESARROLLADOS.

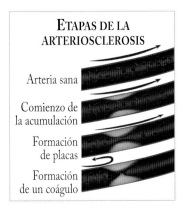

ETAPAS DE LA ARTERIOSCLEROSIS

Arteria sana

Comienzo de la acumulación

Formación de placas

Formación de un coágulo

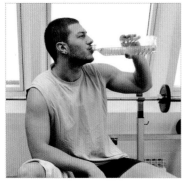
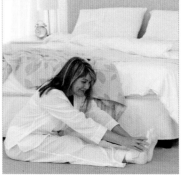
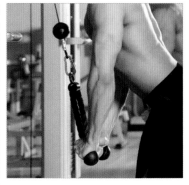

EN ALGUNAS

OCASIONES, EL EXCESO DE
COLESTEROL TIENE UNA
CAUSA GENÉTICA, PERO LA
DIETA Y EL EJERCICIO
SIEMPRE PUEDEN AYUDAR.

total del cuerpo es de fabricación endógena; es decir, lo fabrica el propio cuerpo. El otro 50% es aportado por la dieta. Aunque con la dieta se puede regular la cantidad total de colesterol, hay un factor intrínseco grande. **La práctica de ejercicio puede ayudar a regular la producción interna de colesterol,** así como unos hábitos saludables que incluyan el consumo moderado de alcohol, no fumar o una alimentación sana baja en grasas saturadas.

Glucosa en sangre

La glucosa en un monosacárido esencial para la vida. **Es la principal fuente de energía y tejidos como el cerebro, la retina o el riñón solo se alimentan de ella.** Su concentración en sangre está regulada por dos hormonas: la insulina y el glucagón. La primera se activa cuando los niveles sanguíneos de glucosa son muy altos (se forma o bien glucógeno que se almacena en el músculo, o si estos depósitos están llenos, se formarán triglicéridos que se almacenarán en el tejido adiposo); y el segundo, cuando son muy bajos (se degrada glucógeno muscular para liberar glucosa). **Concentraciones altas o bajas de glucosa en sangre pueden provocar complicaciones graves para la salud:** neuropatía (lesión de los nervios de las extremidades y los órganos), retinopatía (lesión de la retina en los ojos), nefropatía (lesión del riñón que puede ocasionar insuficiencia renal), enfermedades cardiovasculares (hipertensión e infarto de miocardio o falta de riego

Célula en
pleno proceso
de recepción
de insulina.

sanguíneo en las extremidades) o enfermedades cerebro-vasculares, tales como la trombosis cerebral. La práctica de ejercicio físico, una dieta equilibrada sin muchos azúcares refinados y la distribución de la ingesta diaria en al menos cinco tomas ayuda a mantener la concentración de glucosa en sangre, la glucemia, dentro de los límites aconsejables, ayudando a prevenir la diabetes y otros problemas relacionados.

Resistencia a la insulina o síndrome metabólico

Se caracteriza porque nuestra insulina no es eficaz, aunque esté en gran cantidad, lo que puede terminar con desajustes en la glucosa (diabetes). Puede producir hipertensión arterial, niveles altos de colesterol o triglicéridos, u obesidad (especialmente alrededor de la cintura). **Es el preludio de cualquier incidente cardiovascular** (ataque al corazón, embolia cerebral, etc.). Los casos de síndrome metabólico tienen unos factores comunes: altísimo nivel de estrés durante periodos prolongados, lo que desajusta la función del cortisol y la adrenalina, vida muy sedentaria, y dieta muy desequilibrada y a menudo caótica.

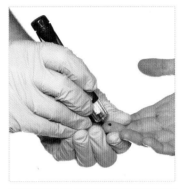

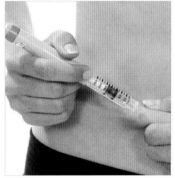

El problema empieza con un aumento del colesterol; al cabo de un par de años se produce hipertensión o se dispara la glucosa; se empieza a aumentar de peso, especialmente alrededor de la cintura; si antes eran personas optimistas ahora se vuelven ansiosas, nerviosas o depresivas; están siempre cansadas y su memoria empieza a preocuparlas. En general, se trata de personas que han sobrepasado los 40 años (aunque cada vez ocurre antes). El estrés, la falta de ejercicio y la mala alimentación (con largos periodos de ayuno e ingestas copiosas) son la combinación ideal para que surja la enfermedad.

EL SINDROME METABÓLICO, CADA VEZ MÁS HABITUAL ENTRE ADULTOS DE PAÍSES OCCIDENTALES, CONLLEVA MUCHOS PROBLEMAS DE SALUD, SOBRE TODO CARDIOVASCULARES.

La insulina no es capaz de trabajar eficazmente. **Alguno de los medios que podemos usar para reducir la resistencia a la insulina son: rebajar el estrés, practicar deporte o ejercicio físico, hacer cinco comidas al día (desayuno, tentempié a media mañana, almuerzo, merienda o tentempié por la tarde y cena).** Por supuesto, hay que adaptarlo al horario y circunstancias de cada caso. Respecto a la alimentación, ayuda eliminar los alimentos refinados (toda la bollería industrial), excitantes (colas, refrescos, café, alcohol, etc.), el tabaco, aumentar el consumo de fibra (verduras, panes y pasta integral), aumentar la proporción de

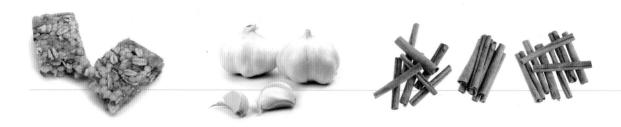

EL CONSUMO DE FIBRA ESTÁ INDICADO TANTO PARA PERSONAS CON SÍNDROME METABÓLICO, COMO PARA LOS QUE SUFREN ESTREÑIMIENTO. FRUTAS, VERDURAS Y CEREALES INTEGRALES DEBEN FORMAR PARTE HABITUAL EN LA DIETA.

las proteínas vegetales (legumbres, tofu, frutos secos crudos, levadura de cerveza, germinados, alga espirulina, etc.) y la ingesta de **ácidos grasos tipo omega 3** (pescado azul, semillas de lino o linaza, germen de trigo, soja o soya, etc). Por otro lado, hay ciertos alimentos que ofrecen beneficios: **ajo: de forma natural o en formato de cápsula** o comprimido, regula nuestro colesterol, glucosa e hipertensión. Es quizá el mejor aliado contra el síndrome metabólico. **Canela**: colabora regulando los niveles de azúcar y colesterol. **Fibra**: una dieta rica en fibra es vital para disminuir la absorción de grasas y azúcares innecesarios. Los alimentos integrales (especialmente **la avena**), y **las frutas y verduras** son los alimentos más ricos en fibra. Las **semillas de lino o linaza**, bien trituradas, nos aportarán fibra y ácidos grasos a la vez.

Estreñimiento

Se define como el hecho de **tener una deposición menor de tres veces a la semana.** Generalmente está asociado con heces duras o difíciles de evacuar. Puede presentarse dolor mientras se evacuan las heces. **El estreñimiento es causado con mayor frecuencia por una dieta baja en fibra, falta de actividad física, no tomar suficiente agua,** demorarse para ir al baño cuando se presenta la urgencia de defecar, a causa de el estrés, o durante los viajes. A niveles más serios puede deberse a cáncer de colon, síndrome del intestino irritable, embarazo, hipotiroidismo, trastornos de salud mental o enfermedades neurológicas y también al uso de ciertos medicamentos. Por tanto, el consumo adecuado de fibra, la práctica de ejercicio físico y una ingesta abundante de agua pueden ayudar a los problemas de estreñimiento.

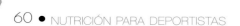

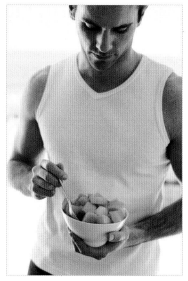
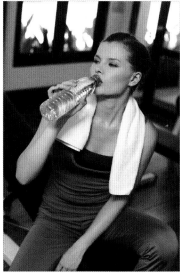
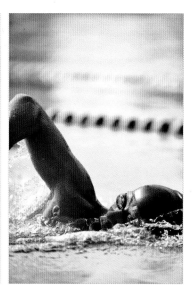

SEGÚN SEA EL ESTILO DE VIDA QUE LLEVEMOS, así será el gasto energético que experimentará nuesto cuerpo.

GASTO ENERGÉTICO

Cálculo de la ingesta diaria

Para mantener un peso estable, es necesario que el gasto calórico sea igual al aporte. **Para determinar el gasto calórico diario de una persona, debemos tener en cuenta el gasto mínimo imprescindible para mantener las funciones vitales básicas** (procesos metabólicos como la respiración, el trabajo del cerebro, de los órganos, etc.) **más el gasto por actividad física.** Se entiende por metabolismo basal o en reposo el gasto energético derivado del mantenimiento de las funciones vitales en una persona que se encuentra tumbada, despierta y a temperatura agradable (de 20 ºC más o menos) y tras un periodo de ayuno de 12 horas. El metabolismo basal diario se puede calcular de manera aproximada de la siguiente forma mediante las ecuaciones de Harris Benedict:

HOMBRE: 66,473 + (13,751 x masa en kg)
+ (5,0033 x estatura en cm)
− (6,55 x edad [años])

MUJER: 665,51 + (9,463 x masa en kg)
+ (1,8 x estatura en cm)
− (4,6756 x edad [años])

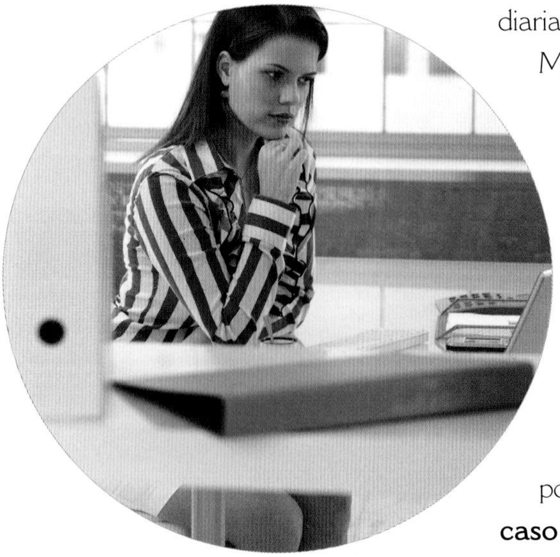

A la cifra obtenida hay que añadirle el aumento del gasto calórico producido por la actividad física e intelectual. Para obtener este valor, se dividen las actividades diarias según la intensidad y se les aplica el valor del MET (el MET es la unidad de medida del índice metabólico y se define como la cantidad de calor emitido por una persona en posición de sentado por metro cuadrado de piel). De las 24 horas que tiene el día, se aplica el valor de 1 MET a las horas que se duerme, 1,5 METS a las horas de actividad sedentaria, 3 METS a las horas de actividad física moderada y 5 METS a las horas de actividad intensa. Si se realiza alguna actividad extenuante, se la multiplicará por 7 METS. **A modo de ejemplo, tenemos el caso de una mujer de 35 años, 60 kg de peso y 165 cm de altura que trabaja en una oficina a jornada completa.** Va a trabajar en transporte público, lo que le lleva una hora al día y va al gimnasio todos los días hora y media. Después realiza durante una hora al día tareas en el hogar. Duerme ocho horas al día. Con todo esto:

Ejemplo, mujer, 35 años, 60 kg, 165 cm, oficinista

8h de sueño x 1 MET= 8

8h de trabajo + 1h de transporte x 1,5 METS = 13,5

1h de trabajo en casa x 3 METS = 3

2h de gimnasio (contando el desplazamiento) x 5 METS = 10

Todo esto hace un total de 20h. Las 4h que faltan para completar el día se las estima a 1,5 METS. 4 x 1,5 = 6

En resumen: 8 + 13,5 + 3 + 10 + 6 = 40,5. Para obtener la media, se divide entre 24 (por las horas diarias) obteniendo el grado en que se ve aumentado el metabolismo en reposo por la actividad física e intelectual. **40,5/24 = 1,69**

Para obtener el gasto calórico diario de esta mujer, tendremos que multiplicar su metabolismo basal (MB) por 1,46. Calculado el MB con la fórmula anteriormente citada se obtiene:

$$665,51 + (9,563 \times 60) + (1,8 \times 165) - (4,6756 \times 35) = 1.366$$

El MB es de aproximadamente 1350 kcal/día.

1.350 x 1,69 = 2.281 cal/día de gasto, por lo que su ingesta deberá ser también de esa cantidad aproximadamente para no aumentar ni reducir su peso.

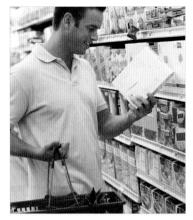 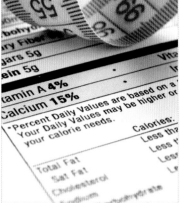 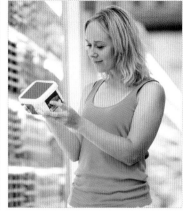

Las etiquetas nutricionales. Cómo interpretarlas

Con todos estos cálculos matemáticos podemos conocer nuestro gasto, pero ¿cómo podemos saber nuestro aporte? Este proceso es más complejo y requiere de un trabajo más laborioso. Existen tablas calóricas de los alimentos donde podemos consultar el aporte calórico de cada uno de ellos (en la página 67 se adjunta un ejemplo de tabla calórica). Son muy numerosas y variadas, y se pueden encontrar en la web o en libros. La que aquí se añade es solo un ejemplo. **Para obtener el valor diario total, habría que pesar todo lo que comemos y multiplicar las cantidades por el aporte calórico de cada una.** Esta es una labor complicada y difícil, porque en muchas ocasiones no se disponen de los medios necesarios ni del tiempo o de facilidades, y en otras ocasiones no se conoce con exactitud la composición de las comidas que tomamos. De modo orientativo se puede hacer un recordatorio de la dieta de uno a cinco días en la que se apunta todo lo que se come con las cantidades y de ahí se saca un valor general aproximado, ya que cada persona suele tener unos hábitos alimenticios más o menos estables. **Cada vez es más común que los alimentos envasados lleven etiquetas con información nutricional**, donde podemos ver las calorías y los macronutrientes y, en algunos casos, las vitaminas y minerales. La mayoría de las personas, o no leen las etiquetas o no aprovechan al 100% la información que proporcionan. Podemos obtener mucha información útil de ellas, aparte de las calorías, como el porcentaje de grasa o de hidratos, si contiene mucho azúcar… Como ejemplo vamos a sacar toda la información posible de esta etiqueta:

CALCULAR LAS CALORÍAS QUE INGERIMOS ES UNA LABOR COMPLEJA, PERO LAS ETIQUETAS NUTRICIONALES DE LOS ALIMENTOS ENVASADOS PUEDEN AYUDAR A DESECHAR LAS MUY GRASAS O AZUCARADAS, POR EJEMPLO.

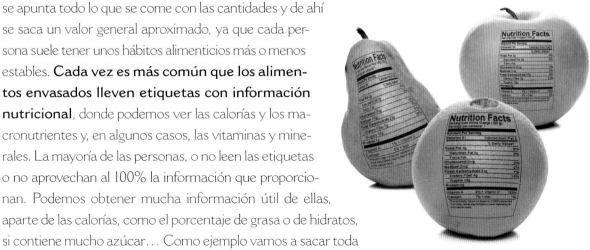

INFORMACIÓN NUTRICIONAL

Valores medios	Por 100 g de producto	Por ración: 3 galletas (aprox. 32 g)
Valor energético	1.874 kj / 448 kcal	600 kj / 143 kcal
Proteínas	4,5 g	1,4 g
Hidratos de carbono	69 g	22,1 g
De los cuales: – Azúcares	2,7 g	0,9 g
Grasas	16,4 g	5,2 g
De las cuales:		
– Saturadas	1,6 g	0,5 g
– Monoinsaturadas	12,7 g	4,1 g
De las cuales omega 8	10,3 g	3,3 g
– Poliinsaturadas	2,1 g	0,7 g
Fibra alimentaria	3 g	1 g
Sodio	0,5 g	0,2 g

La primera información que obtenemos es el aporte calórico: 448 cal/100g. Este producto se consideraría de aporte calórico medio. Pero con esto no bastaría para saber si el producto es sano o no. Lo siguiente que miramos es la distribución de macronutrientes:

Proteínas: 4,5 g, Como cada gramo aporta 4 cal; 18 cal provienen de proteínas. Con una regla de tres sacamos el porcentaje de energía aportado por proteínas:

$$448 — 100$$
$$18 — X$$
$$X = 18 \times 100 / 448 = 4,1\%$$

Grasas: repetimos el procedimiento, pero multiplicamos por nueve y no por cuatro.
16,4 x 9 = 147,6 cal provienen de grasas. Con la regla de tres:
$$X = 147,3 \times 100 / 448 = 33,9\%$$

Carbohidratos: este alimento tiene 69 g que multiplicaremos por cuatro, obteniendo 276 cal.

Aplicando la regla de tres: $276 \times 100 / 448 = 61,6\%$

Así, obtenemos estos porcentajes: proteínas 4,1; hidratos 61,6; grasas 33,9, con lo que podemos ver que la distribución es bastante equilibrada. Las grasas están un poco altas (lo recomendable es un máximo del 30%), pero dentro de lo tolerable. Si repetimos el procedimiento con las fracciones de las grasas (saturadas, monoinsaturadas y poliinsaturadas), podemos saber si el producto tiene más del 10% del total de grasas, que es el límite recomendado (en este caso las grasas saturadas son el 9,7% del total de las grasas, lo que está dentro de lo recomendado). Haciendo lo mismo con los azúcares podemos saber si el producto tiene mucha cantidad o no. Como el producto es de aporte calórico medio, se puede consumir, pero con moderación.

Respecto a la fibra, hay que saber que el consumo diario aconsejado es de 25-30 g, por lo que consultando las etiquetas podremos saber si estamos dentro del consumo deseado o no. Lo mismo sucede con los minerales y vitaminas. Además, las etiquetas suelen contener la información de las necesidades diarias de estos, por lo que también podemos hacer un seguimiento.

La dieta equilibrada

El cálculo del gasto y el aporte calórico solo nos da una idea en cuanto a calorías, lo que es útil solamente a la hora de controlar el peso, pero no nos da ninguna información de si el aporte de nutrientes es adecuado. Podría ser que una persona tuviera un balance energético adecuado, por lo que el peso se mantendría, pero que hubiera deficiencias en el aporte de nutrientes, lo que podría derivar en otras enfermedades. Por tanto, **cuando hablamos de una dieta equilibrada, no nos referimos únicamente a las calorías, sino también a los nutrientes.** Para eso no hay que comer únicamente sano sino variado. Si una persona se alimenta exclusivamente de acelgas y patatas cocidas, no se puede decir que coma poco sano, pero tendrá carencias en algunos nutrientes.

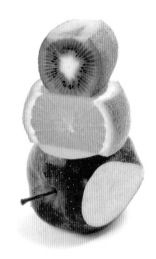

La dieta mediterránea

Durante muchos años los países mediterráneos han gozado de muy buena fama gracias a su cultura culinaria. La así llamada dieta mediterránea, rica en cereales, legumbres, carnes magras, pescado y con un elevado consumo de pan, era una base de alimentación estupenda. Con el cambio en los hábitos sociales, la influencia de estos sobre la dieta mediterránea se ha hecho evidente. Cada vez se cocina menos y se toman menos legumbres y pan, se consumen más alimentos precocinados que contienen muchas grasas saturadas, y el aporte de fruta y verduras se ha reducido drásticamente. Este alejamiento de las costumbres de nuestra cultura está teniendo unos efectos devastadores sobre

LA DIETA EQUILIBRADA

CONSIDERA TODOS LOS NUTRIENTES, EN MÁS CANTIDAD LOS MÁS SANOS, PERO SIN DESECHAR COMPLETAMENTE GRASAS O AZÚCARES, TAMBIÉN NECESARIOS EN BAJA PROPORCIÓN.

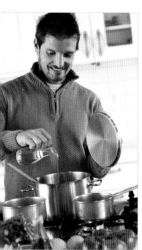
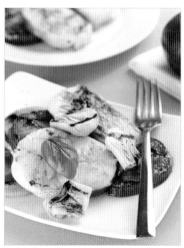
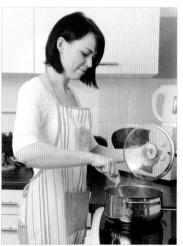
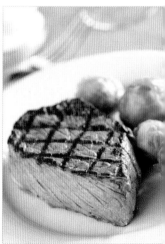

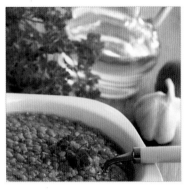 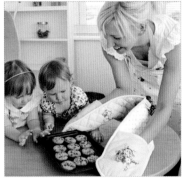 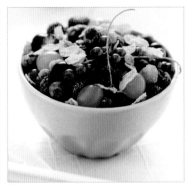

SEGÚN LA PIRÁMIDE

NUTRICIONAL EN LA QUE LOS CARBOHIDRATOS FORMAN LA BASE ALIMENTICIA, LA DIETA MEDITERRÁNEA ES UN EJEMPLO DE ALIMENTACIÓN SALUDABLE.

la población. **La incidencia de la obesidad se ha disparado y con ello el cáncer, la diabetes o las cardiopatías**. Sin ninguna lógica científica, se ha reducido la ingesta de carbohidratos a unos niveles peligrosos. La mala fama que estos cosecharon porque se los asociaba, erróneamente, con alimentos que engordan, ha hecho que la población los reduzca en su dieta. Los carbohidratos deben ser la base de la alimentación y la reducción de su ingesta está directamente asociada con el aumento de la ingesta de grasas.

Debemos tratar de volver a nuestra querida dieta mediterránea. Es un hecho indiscutible que cada vez se tiene menos tiempo y se dedica menos a tareas domésticas (entre las que se incluye cocinar), pero debemos encontrar un equilibrio.

Se puede comer sano sin necesidad de pasarse horas en la cocina. Los microondas, los hornos modernos y otros electrodomésticos nos facilitan mucho la tarea. Llevar una alimentación sana es solo una cuestión de voluntad.

La etiqueta nutricional de la izquierda pone de manifiesto lo saludable y equilibrado del pan. Es bajo en calorías y grasas, contiene minerales y fibra, y aunque la etiqueta no lo refleje, tiene poco azúcar y pocas grasas saturadas.

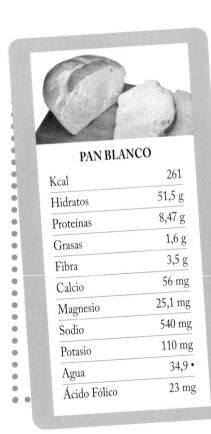

PAN BLANCO

Kcal	261
Hidratos	51,5 g
Proteínas	8,47 g
Grasas	1,6 g
Fibra	3,5 g
Calcio	56 mg
Magnesio	25,1 mg
Sodio	540 mg
Potasio	110 mg
Agua	34,9 •
Ácido Fólico	23 mg

Tabla calórica de los alimentos (kilocalorías/100 gramos)

Alimentos	kcal		
Abadejo	80	Cerezas	60
Aceite de oliva	930	Champiñones	20
Aceites de semillas	930	Chicharrones	601
Acelgas	10	Chocolate (con leche)	520
Acederas	20	Chocolate (negro)	710
Aguardiente (38º)	210	Chorizo	468
Aguacates	180	Cigalas	67
Albaricoques	44	Ciruelas	47
Alcachofas	90	Coco	380
Almendras	620	Coco (rallado)	610
Alubias secas	300	Codorniz	114
Apio (cabeza)	20	Col (china)	10
Apio (hojas)	10	Col (de Bruselas)	40
Almejas	50	Col (fermentada)	25
Anchoas	175	Col (rizada)	20
Anguilas	300	Coliflor	20
Anguilas (ahumadas)	350	Conejo	162
Arándanos	40	Copos de avena	380
Arenque (fresco)	220	Cordero (costillas)	280
Arenque (salado)	290	Cordero (hígado)	132
Arroz	350	Cordero (pierna)	248
Atún fresco	225	Cordero (solomillo)	130
Avellanas	670	Cuajada	96
Azúcar	400	Endibias	20
Bacón	665	Escorzonera	20
Bacalao (desalado)	108	Espárragos	20
Bacalao (fresco)	74	Espinacas	20
Berenjenas	20	Frambuesas	41
Berros	40	Fresas	30
Berzas	40	Fresones	36
Besugo	118	*Foie-gras*	518
Bogavante	90	Galletas de mantequilla	440
Boquerón	151	Gallina	369
Brécol	30	Gallineta	120
Brotes de soja	60	Gallo	73
Buey (solomillo)	108	Gambas	96
Caballa	153	Ganso	360
Cacahuetes	610	Garbanzos	310
Calabacín	20	Germen de trigo	300
Calabaza	20	Granadas	67
Calamares	82	Grosellas (negras)	50
Cangrejo de río	70	Grosellas (rojas)	40
Carne de vacuno	150	Guindas	60
Carne de vacuno (picada)	220	Guisantes (amarillos secos)	340
Carpa	30	Guisantes (verdes)	80
Castañas	190	Habas de soja	340
Cava	80	Higos	62
Caviar	450	Hinojo	20
Cebollas	30	Huevo (clara: 35 g)	20
Centollo	85	Huevo (entero: 60 g)	80
Cerdo (hígado)	150	Jamón (de York)	289
Cerdo (lomo)	208	Jamón (del país)	280
Cerdo (magro)	172	Judías verdes	30
Cerdo (manteca)	960	Kéfir	70
Cerdo (paletilla)	270	Kiwi	51
Cerdo (panceta)	390	Langosta	90
		Langostino	96

* En la página 160 se puede encontrar un índice de americanismos donde vienen referenciados los términos de esta tabla.

TABLA CALÓRICA DE LOS ALIMENTOS (KILOCALORÍAS/100 GRAMOS)

Alimento	kcal	Alimento	kcal
Leche desnatada	40	Pollo	143
Leche entera	70	Pollo (hígado)	129
Lechuga	15	Pomelo	34
Lenguado	90	Puerro	20
Lentejas	330	Pulpo	57
Liebre	162	Queso (Brie 50% materia grasa)	360
Limones	39	Queso (Camembert 50% materia grasa)	330
Lombarda	20	Queso (Camembert 60% materia grasa)	400
Lomo embuchado	380	Queso (Edam 30% materia grasa)	230
Lubina	118	Queso (Edam 45% materia grasa)	370
Lucio	90	Queso (Emmental 45% materia grasa)	400
Maíz fresco	90	Queso (fresco 60% materia grasa)	350
Mandarinas	40	Queso (fundido 45% materia grasa)	280
Mango	57	Queso (Gorgonzola 45% materia grasa)	380
Mantequilla	770	Queso (Gouda 45% materia grasa)	380
Manzana	52	Queso (Gruyère 45% materia grasa)	450
Margarina	750	Queso (parmesano)	400
Mayonesa	770	Queso (Roquefort 50% materia grasa)	370
Mazapán	500	Rábano	10
Mejillón	74	Rape	86
Melocotón	39	Refrescos azucarados	50
Melón	44	Remolacha	40
Merluza	86	Repollo	30
Mero	118	Requesón (40% materia grasa)	170
Miel	300	Requesón (no graso)	80
Morcilla	460	Rodaballo	80
Mortadela	330	Salami	550
Nabo	20	Salchichas (Frankfurt)	480
Naranja	44	Salchichas (frescas)	326
Nata (líquida 30% materia grasa)	320	Salchichón	430
Nata (montada)	447	Salmón	172
Natillas	110	Salmón (ahumado)	154
Nectarina	64	Salmonetes	97
Níspero	44	Salsifis	20
Nueces	690	Salvado de trigo	190
Ñame	70	Sandía	30
Ñoras secas	80	Sardina	154
Ostras	80	Sémola de trigo	330
Pan (candeal de trigo)	250	Sepia	82
Pan (integral de trigo)	210	Setas comestibles	20
Pan (rallado)	350	Soja	60
Pan (tostado)	370	Ternera (bistec)	110
Pasas	280	Ternera (chuleta)	168
Pasta alimenticia	360	Ternera (hígado)	140
Patata	70	Ternera (magra)	100
Pato	200	Ternera (mollejas)	110
Pavo	121	Ternera (riñón)	96
Pepino	10	Ternera (solomillo)	90
Pera	56	Tomate	20
Perca	90	Tripa	100
Perdiz	114	Trucha	94
Pies de cerdo	290	Uva	68
Pimiento	20	Vino (11°)	70
Piña	51	Vino (espumoso)	80
Piñones	670	Yogur	82
Pipas de girasol	600	Yogur (desnatado)	40
Pistachos	620	Zanahorias	30
Plátano	90	Zarzamora	40
Platija	80		

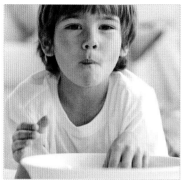
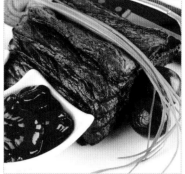
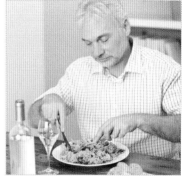

HACER CINCO COMIDAS REGULARES y moderadas es mejor que hacer dos o tres muy copiosas y su hábito debe ser recomendable desde la infancia.

TIPOS DE DIETAS

Como ya hemos comentado con anterioridad, la dieta debe aportar los nutrientes que el cuerpo necesita para estar sano, pero con un equilibrio entre el gasto y el aporte calóricos.

Tener una dieta equilibrada y ajustada permite mantener un estado óptimo de salud y mejorar el rendimiento tanto físico como intelectual. Dichos requerimientos dependen de la edad, el sexo, el grado de actividad física, el tamaño y la composición corporal, el estado emocional, las condiciones atmosféricas, o ciertos hábitos como fumar o el consumo elevado de alcohol. Por otro lado, **la distribución de las tomas diarias juega también un factor muy importante.** La digestión de los alimentos supone un gasto calórico para el cuerpo, debido a los movimientos peristálticos, la secreción de jugos gástricos, la absorción activa de nutrientes, el aumento de la circulación en la zona, etc. A este efecto se lo conoce como acción dinámico-específica de los alimentos. La digestión de una comida normal puede suponer entre 100-150 cal de gasto energético para el cuerpo. La cantidad de energía necesaria depende también del tipo de alimento y de la composición, Así, **los alimentos ricos en proteínas gastan el 30% de su aporte calórico total en realizar la digestión, mientras que las grasas solo un 6%.** En el caso de los carbohidratos, el porcentaje es del 10%. Esto es un factor que debemos tener en

CADA ACTIVIDAD DIARIA TIENE UN CONSUMO DE CALORÍAS, INCLUSO HACER LA DIGESTIÓN O DORMIR.

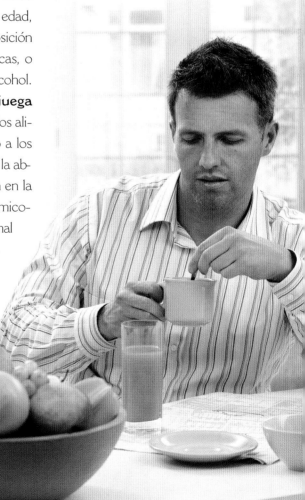

cuenta a la hora de distribuir las tomas de alimentos a lo largo del día. Cuantas más veces comamos, más nos beneficiaremos de este hecho. Ello no significa que por comer más veces comamos más, sino que repartimos la misma cantidad en más tomas.

Lo aconsejable es comer entre cinco y seis veces al día repartidas en desayuno, almuerzo, comida, merienda, cena y si se hacen seis tomas, comer algo ligero antes de ir a dormir. Con esto, no solo nos beneficiamos del efecto dinámico-específico de los alimentos más veces, sino que el mantener los niveles de glucosa en sangre más estables tiene un efecto menos lipogénico (menor tendencia a almacenar grasas) y, además, nos ayuda a controlarnos, ya que si comemos cuando tenemos mucha hambre, tenderemos siempre a comer más. Teniendo en cuenta que el día tiene 24 horas, de las que dormimos una media de ocho, nos quedan 16 horas. Si queremos hacer cinco ingestas repartidas de manera homogénea, deberíamos hacerlo cada tres horas (3 x 5 = 15). Tomando como referencia una persona que trabaje ocho horas y se levante a las ocho de la mañana: **desayuno a las 7:30, almuerzo a las 11:00, comida a las 14:00, merienda a las 17:30 y cena a las 20:30-21:00.** Al seleccionar los alimentos, si nos fijamos en la acción dinámico-específica, deberemos tender a los alimentos ricos en proteínas e hidratos de carbono, e intentar reducir los alimentos grasos. Si el digerir proteínas gasta el 30% de su aporte en el proceso de digestión, quiere decir que de 100 cal aportadas solo 70 son efectivas. En el caso de las grasas, de 100 cal, 94 son efectivas. Esto quiere decir que a igual aporte calórico, si las calorías provienen de proteínas, «engordan menos».

LA CANTIDAD DE CALORÍAS INGERIDAS NO ES TAN IMPORTANTE COMO SU CALIDAD NUTRICIONAL: ENGORDAN MENOS LAS CALORÍAS DE LAS PROTEÍNAS QUE LAS DE LAS GRASAS.

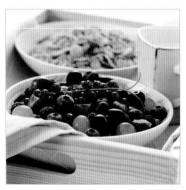
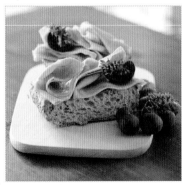
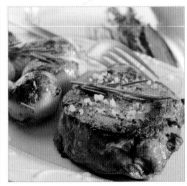

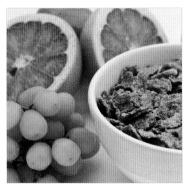 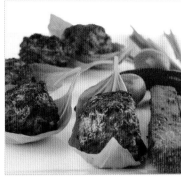 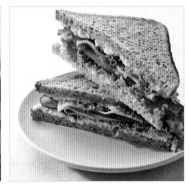

VIVIR A DIETA NO ES LO MÁS ACONSEJABLE; es mejor cambiar de hábitos por unos más saludables y equilibrados.

Dieta de mantenimiento

Si no pretendemos ni ganar ni perder peso, sino que lo único que buscamos es una alimentación sana y equilibrada, tenemos que ajustar el consumo al gasto. Para que una dieta sea equilibrada, la distribución de los macronutrientes debe ser (porcentaje sobre el total calórico):

Carbohidratos	Lípidos	Proteínas
50-60%	25-30%	15-20%

En lo que se refiere a la distribución en las comidas, el reparto adecuado sería (según el porcentaje del total energético consumido en el día):

Desayuno	Almuerzo	Comida	Merienda	Cena
20-25%	10%	30-35%	10%	25-30%

Estos valores corresponden a una dieta normal, para ingestas de hasta 3.000 cal.

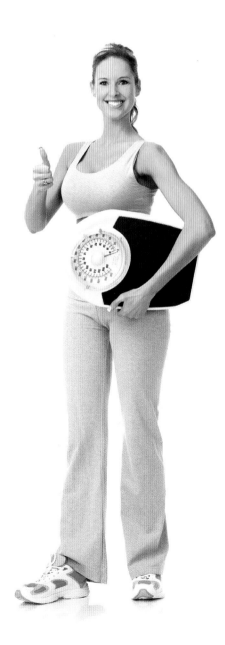

Manteniendo el consumo similar al aporte, el peso corporal se mantendrá. **Para que la dieta sea sana, se deberán aportar las cantidades diarias necesarias.** Muchos organismos oficiales han elaborado tablas con las llamadas RDA (Recommended Dietary Allowances), que en español se conocen como las cantidades diarias recomendadas. Las RDA proporcionan información sobre las cantidades de cada nutriente que debemos tomar al día. Ajustándonos a ellas no habrá carencias de nutrientes. Para asegurarnos de que estamos aportando las RDA de todos los nutrientes, las comidas incluirán muchas legumbres, patatas, arroz, pasta, verduras, hortalizas, frutas y productos lácteos desnatados. El consumo de carnes y pescados se limitará a tres o cuatro veces por semana. La ingesta de huevos no será superior a cuatro unidades a la semana, y los dulces y fritos serán de consumo ocasional. Los *snacks* diarios (almuerzo y merienda) se harán con alimentos de índice glucémico bajo, como panes integrales, frutas no muy maduras, lácteos, frutos y frutas secas, cereales preparados (tortas de arroz o maíz, barritas de cereales, etc.). **Si se come dulce, se hará siempre tras las principales comidas y nunca entre horas tras un periodo largo sin comer.** El consumo de agua será de al menos dos litros al día, aunque se estipula que lo adecuado es un mililitro por caloría ingerida; es decir, que para ingestas de 2.250 cal se recomiendan dos litros (por 225 mililitros).

En la actualidad se habla mucho de las raciones o porciones. Muchos productos del mercado incluyen este concepto en sus etiquetas nutricionales. Se entiende por ración la cantidad habitual de alimento que se ingiere en una toma. **Las raciones de alimentos del mismo grupo contienen cantidades similares de los nutrientes principales.** Así, un vaso de leche contiene el mismo calcio, proteínas y carbohidratos que dos yogures. El uso cada vez más extendido de las pirámides alimenticias es de gran ayuda para saber qué grupos de alimentos hay que comer y las cantidades o raciones de cada uno de ellos.

Ejemplo de dieta de mantenimiento

Desayuno: un café o té (si se toma verde, rojo o blanco, estás añadiendo el poder depurativo y antioxidante de estas infusiones) y dos tostadas de pan integral (de molde o de barra) con mermelada.

Almuerzo: una manzana y un puñadito de nueces.

Comida: un plato colmado de pasta con verduras (calabacín, pimiento, champiñón, berenjena, etc.), un trozo de pan de cereales y un yogur.

Merienda: tres mandarinas y una rebanada de pan con pavo.

Cena: una tortilla francesa de dos huevos con salmón ahumado, un tomate, rúcula y una zanahoria. Un yogur.

Las variaciones son enormes. Según los gustos de cada persona se pueden seleccionar unos alimentos u otros, pero siempre hay una opción para comer sano y equilibrado.

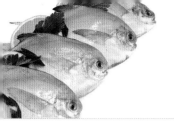
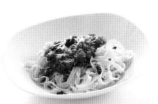
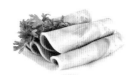
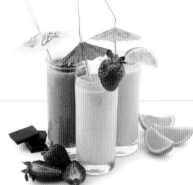

Dietas hipercalóricas de aumento de peso

En el caso de deportistas de fuerza o simplemente personas que quieran aumentar su volumen corporal magro, cuando las ingestas son generalmente mayores de 3.000 cal, se deben ajustar los porcentajes elevando el de carbohidratos hasta un 65%, ya que se necesita más energía y niveles muy altos de glucosa y glucógeno. **Para satisfacer el aumento en las demandas de proteínas debido a la formación de nuevo tejido, se aumentarán también las proteínas de la dieta, bajándose el consumo de grasas,** (en periodos de crecimiento, embarazo o lactancia, el consumo de proteínas debe ser también más elevado para cubrir las necesidades de formación) con lo que tendremos:

Carbohidratos	Lípidos	Proteínas
55-65%	20-25%	20-25%

Este tipo de dietas tiende a un elevado consumo de carnes y pescados para llegar a los requerimientos proteicos. Debemos tener cuidado a la hora de elegir estos alimentos, ya que corremos el riesgo de aumentar mucho el consumo de colesterol y de grasas, que va siempre asociado a la proteína. Por eso, deberemos escoger pescados blancos (también es aconsejable el consumo de pescado azul por su alto contenido en grasa poliinsaturada y omega 3) y carnes magras como el pollo o el pavo (o ternera muy magra), evitando el cerdo. **Los productos lácteos desnatados también son una buena forma de aportar proteínas sin añadir grasa.** Se puede recurrir a los productos vegetales, como las legumbres o la soja, también muy ricos en proteína.

En general, se evitarán los productos con mucha grasa y mucho colesterol, tendiendo a seleccionar alimentos magros. Con respecto a los carbohidratos, se consumirán pocos azúcares y más polisacáridos complejos, como legumbres, pasta alimentaria, arroz o patatas.

NORMALMENTE, LAS DIETAS HIPERCALÓRICAS se usan para deportistas de cierto nivel que necesitan aumentar masa muscular. Revisadas por un médico, las personas que sufren trastornos alimenticios también se benefician de estas dietas.

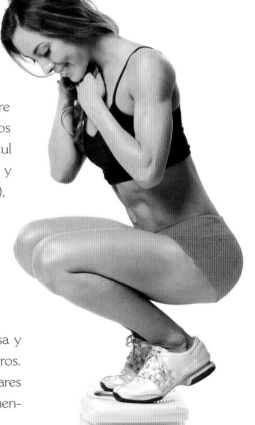

Debemos tener muy claro lo **que se pretende con una dieta hipercalórica. El objetivo puede ser ganar peso corporal**, independientemente de a costa de qué tejido sea (magro o grasa), o ganar peso corporal a costa de masa magra. La opción de ganar peso corporal a costa de masa grasa es una opción que se da en muy raras ocasiones, aunque sí que es verdad que, en el caso de personas con trastornos alimenticios, con un porcentaje graso muy bajo se intenta que ganen masa grasa; pero son casos extremos que requieren tratamiento médico especializado. En los casos habituales, el aumento de peso corporal que se pretende es, por lo general, a costa de la masa magra. El aumento de masa magra y, sobre todo, de tejido muscular puede tener efectos positivos sobre el rendimiento deportivo, por lo que es una práctica habitual sobre todo en pretem-

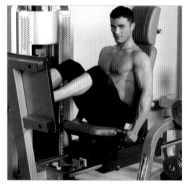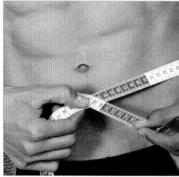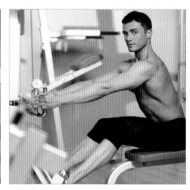

EL TRABAJO
DE PESAS DEBE COMBINARSE CON LA DIETA RICA EN PROTEÍNAS PARA GANAR MASA MAGRA.

porada. Este aumento de peso corporal por aumento de la masa magra se logra con una dieta equilibrada y un entrenamiento de fuerza (estudios han demostrado que los resultados más beneficiosos en el aumento de la masa muscular se obtienen con trabajo de pesas con cargas submáximas del 85% y de las que seamos capaces de hacer de seis a 10 repeticiones entre tres a cuatro series). Se buscarán ejercicios que impliquen grandes grupos musculares para trabajar mayor número de fibras.

Para poder ganar masa magra, es imprescindible que el balance energético sea positivo; es decir, que el consumo sea mayor al gasto. Pero **no basta con que se consuman más calorías de las que se gastan, dichas calorías deben provenir de las fuentes adecuadas.** Los porcentajes de macronutrientes tienen que estar ajustados. Para tener ese exceso de energía que necesitamos con el fin de formar músculo, aumen-

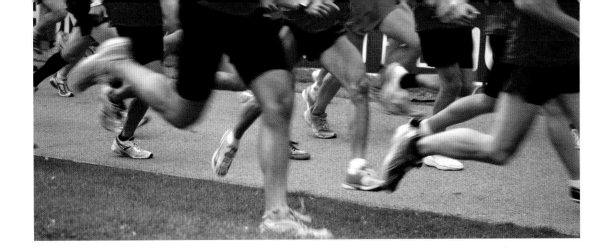

taremos el consumo calórico un 15% y la ingesta de proteínas hasta 1,8 g/kg de peso corporal. El porcentaje de carbohidratos se mantiene en el 60%, pero como la ingesta es mayor, la cantidad total también será mayor. Así, para una persona de 70 kg, la ingesta de proteínas deberá ser 70 x 1,8 = 126 g de proteína al día. Este valor se multiplica por cuatro (equivalente calórico de las proteínas) para saber las calorías diarias en forma proteica. De forma que: 126 x 4 = 504 cal. Si estimamos que el gasto calórico normal del individuo es de 2.500 y le sumamos el 15% que aumentamos con la dieta de ganancia de peso, tendremos que las necesidades calóricas son 2.500 x 1,15 = 2.875 cal/día. Como de ahí 504 cal provienen de las proteínas, tendremos 504 x 100 / 2.875 = 17,5% de proteínas. **El 60% de hidratos se mantiene, lo que nos deja 100-60-17,5 = 22,5% de grasas.**

La dieta tendrá 17,5% de proteína, 60% de carbohidratos y 22,5% de grasa. En ocasiones, si se practica mucho deporte y las demandas energéticas son muy grandes, al aumentarlas el 15%, nos dan unos valores muy altos de ingesta que son muy difíciles de cumplir o generarían un estrés excesivo para el organismo. **En este caso, el consumo de suplementos está aconsejado.** Ayudan a conseguir las ingestas necesarias de forma fácil y rápida. Suelen estar ajustados nutricionalmente y aportan vitaminas y minerales. Son de preparación y consumo rápido, lo que es un factor positivo, y liberan el organismo del estrés de digerir cantidades muy elevadas de alimentos. Los suplementos son aconsejables en este caso, pero nunca deben ser sustitutivos completos de la dieta.

LOS ATLETAS

EN PRETEMPORADA SUELEN SEGUIR DIETAS HIPERCALÓRICAS PARA ALMACENAR MÚSCULO QUE USARÁN DESPUÉS DURANTE LA TEMPORADA DEPORTIVA.

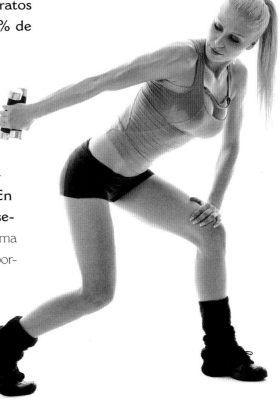

LA MEJOR MANERA DE COMBINAR UN DEPORTE CON UNA DIETA HIPOCALÓRICA PARA PERDER PESO ES ELEGIR ACTIVIDADES AERÓBICAS DE CIERTA INTENSIDAD.

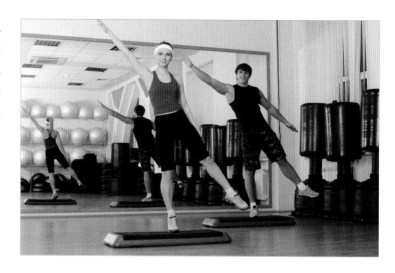

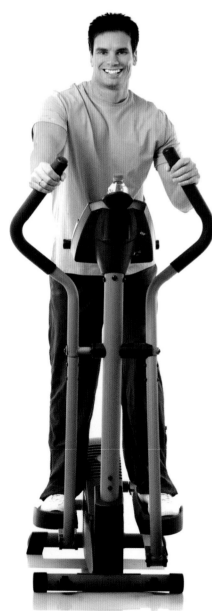

Dietas hipocalóricas de pérdida de peso

Si nuestro objetivo es perder peso, el balance energético debe ser negativo; es decir, **la ingesta será menor al gasto**. En este caso, también debemos tener claro nuestro objetivo. La reducción del peso corporal puede ser, al igual que en el aumento, a costa de masa magra o masa grasa. Para obtener unos efectos duraderos y beneficiosos para la salud, el objetivo que queremos alcanzar debiera ser perder peso corporal a base de reducir masa grasa. Como en las dietas hipocalóricas la ingesta energética se ve reducida, el cuerpo entra en un sistema de defensa y ahorra calorías. El metabolismo en reposo se reduce y se empieza a usar proteína como fuente energética. Por eso, en las dietas hipocalóricas se tiende a perder masa magra a la vez que se pierde masa grasa. Esto produce una reducción de peso corporal mayor al principio, pero que a la larga es perjudicial. El metabolismo basal está muy influenciado por la cantidad de tejido magro que se tenga. A mayor cantidad de tejido magro, mayor será el metabolismo en reposo, lo que se traduce como más calorías necesarias. **El objetivo en una dieta de pérdida de peso es conseguir un balance negativo,** pero sin que el cuerpo entre en un estado de alerta y disminuya el metabolismo basal. Si tener mucha masa magra aumenta el metabolismo en reposo, debería ser nuestro objetivo aumentar, o al menos mantener, la masa magra que tengamos. Como el tejido magro se almacena con mucha agua, es muy pesado y ocupa mucho volumen, si perdemos este tejido, estaremos perdiendo mucho peso y volumen corporal, pero nada de masa grasa. Esto provoca pérdidas iniciales muy rápidas, aunque al disminuir la masa magra, disminuye el metabolismo en reposo, por lo que necesitamos menos calorías, lo que provoca que se deje de perder peso o incluso se recupere el perdido. Por eso, un objetivo prioritario de una dieta de pérdida de peso es el mantener o aumentar la masa magra. Para ello debemos incluir un programa de entrenamiento que incluya ejercicios de fuerza con el fin de evitar la pérdida de masa muscular y contrarrestar la disminución del metabolismo basal de una dieta hipocalórica. **Como los estudios han revelado, los ejercicios aeróbicos intensos son los que más grasa consumen.** Por eso, si queremos perder grasa, tendremos que hacer este tipo de ejercicios. Y como también necesitamos ejercicios de fuerza para no perder masa muscular, debemos llevar un programa de entrenamiento mixto en el que se combinen tres días de trabajo aeróbico intenso, como correr, nadar, bicicleta, remo…, con tres días de entrenamiento de fuerza trabajando grandes grupos musculares para trabajar más fibras y aumentar el gasto calórico. **En lo referente a la dieta, la reducción calórica debe ser progresiva y nunca será de más del 20% del total.** Lo ideal es ir reduciendo alrededor de un 10% del aporte calórico inicial cada dos semanas hasta llegar al 15-20% aconsejado. Reducciones más drásticas tendrán un efecto negativo, ya que el cuerpo reducirá el índice metabólico para conservar sus reservas energéticas. Perder peso debe ser una tarea a largo plazo en la que no solo se re-

PERDER PESO

SIN PERDER MASA MUSCULAR SOLO ES POSIBLE CON UN PROGRAMA ALIMENTICIO Y DEPORTIVO ADECUADO.

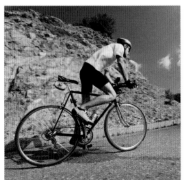 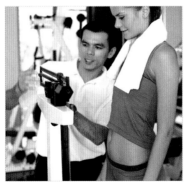 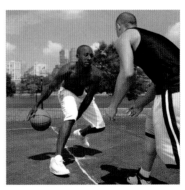

ADEMÁS DEL EJERCICIO AERÓBICO hay que trabajar la fuerza muscular para alcanzar el equilibrio físico.

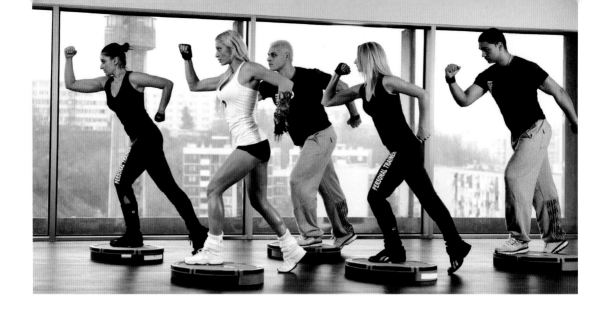

duzca el peso corporal, sino que se haga de una forma duradera y cambiando los malos hábitos que se tienen. **No existen los milagros ni las dietas prodigiosas.** Es un trabajo duro. La distribución de los macronutrientes será la misma que para las dietas de aumento de peso: se aumenta el aporte de proteínas entre 1,4- 1,8 g/kg de peso, se mantiene el 60% de carbohidratos y se reduce el consumo de grasa. Como la ingesta calórica se ha reducido un 15%, las cantidades ingeridas son menores. **Con un déficit diario de 500 cal (4.500 cal/semana) se pierde hasta medio kilo de grasa a la semana.** Esto se supone que es el máximo que se puede perder de masa grasa, pues pérdidas mayores semanales implican pérdidas de tejido magro o deshidratación. Aunque esto no significa que todas las personas puedan perder medio kilo de grasa a la semana. En personas en las que el gasto energético no es tan alto, una reducción de 500 cal/día es más del 20% recomendado, por lo que la reducción debería ser menor. **Para calcular la ingesta recomendable, así como los porcentajes de macronutrientes, seguiremos los siguientes pasos:**

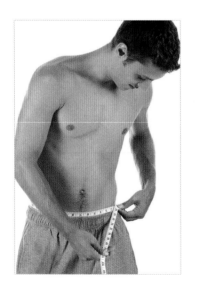

Con algunas de las fórmulas ya propuestas se calcula el metabolismo basal (para este ejemplo tomemos uno de 1.400 cal). Según la actividad de la persona, con el método de los METS se calcula el gasto diario total (a modo de ejemplo, digamos 2.000 cal). Se reduce el gasto total un 15% (2000 x 0,85 = 1.700 cal). Se calculan las necesidades de cada macronutriente: Si pesa 70 kg; 70 x 1,4 = 98 g de proteínas; 98 x 4 = 392 cal de proteínas; 392 x 100/1.700 = 23% de proteínas. Para los hidratos se mantiene el 60%: 1.700 x 60/100 = 1.020 cal de hidratos; 1.020/4 = 255g de hidratos. El porcentaje de grasa se obtiene restando los otro dos: 100 – 23 – 60 = 17% de grasa. 1.700 x 17/100 = 289 cal de grasa; 289/9 = 32 g de grasa.

Así sabemos los porcentajes y los gramos de cada macronutriente. **En lo que se refiere a la distribución de las tomas, debemos hacer como mínimo cinco tomas al día.** Comer pocas cantidades repetidamente tiene varios efectos positivos. El primero, como ya se ha comentado, es la acción dinámico-específica de los alimentos. Esta termorregulación que se da en el cuerpo para digerir los alimentos tomados supone un gasto calórico extra importante para el cuerpo. **Cuantas más veces al día comamos, más calorías consumiremos en la digestión.** Por otro lado, comer muchas veces al día ayuda a mantener el índice glucémico (concentración de glucosa en sangre) estable, lo que favorece la no acumulación de grasa; cuanto más estable sea la concentración de glucosa en sangre a lo largo del día, menos tendencia habrá a acumular grasa en el tejido adiposo. Además, comer pequeñas cantidades de alimentos repetidamente ayuda a controlar el apetito, previniendo los atracones y controlando la ingesta. ¡Si comemos muchas veces tenderemos a comer menos! **Así, la distribución de los macronutrientes para este tipo de dietas será:** Carbohidratos: 50-60% Lípidos: 20-30% Proteínas: 20-25% En resumen, para que una dieta de pérdida de peso sea efectiva (entendiendo por efectiva que la reducción de peso sea duradera y de masa grasa), tendremos que reducir nuestra ingesta normal un 15% de manera progresiva

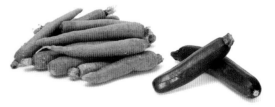

en varias semanas, combinarla con un programa mixto de ejercicio físico aeróbico y de fuerza, y repartir las comidas en cinco o seis tomas. Los alimentos seleccionados serán bajos en grasa saturada y los hidratos de carbono serán de índice glucémico prioritariamente bajo. Las legumbres, patatas, tomates, zanahorias, calabacines o berenjenas son unos ejemplos muy recomendables. Cuando se habla de comer verduras, tenemos que tener claro que verdura no es solo acelgas y espinacas. Hay muchas opciones diferentes de comer verduras si estas dos o la coliflor no son tus favoritas.

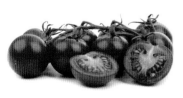
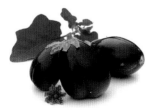

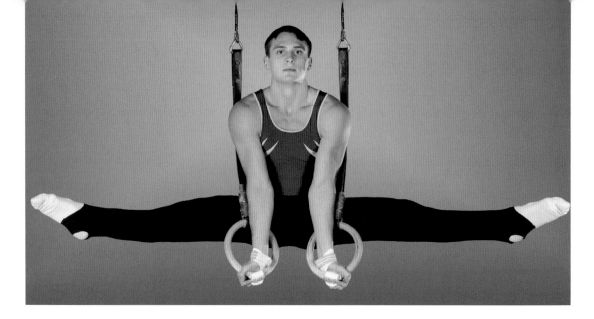

LAS EXPECTATIVAS DEL DEPORTISTA marcarán la línea alimenticia, ya que no solo come para estar sano, sino para mejorar el rendimiento deportivo.

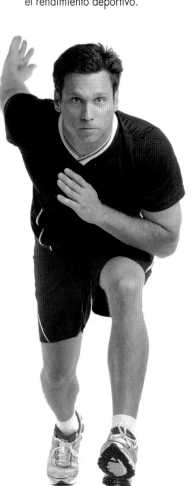

LA DIETA DEL DEPORTISTA

Con la práctica de ejercicio físico y de deporte aumentan las demandas energéticas y nutricionales. Las personas deportistas tienen necesidades energéticas mayores que dependerán de la intensidad y la duración del ejercicio que hacen.

Pero estas demandas mayores no solo son de energía, también se necesita más cantidad de vitaminas, minerales y agua. Los deportistas deben cuidar la dieta para no tener carencias que puedan influir negativamente en su salud o en el rendimiento deportivo. En la mayoría de los casos, los deportistas buscan, junto a una alimentación sana, una mejora en el rendimiento más que un fin meramente relacionado con la salud. **Es decir, el objetivo principal de la dieta de un deportista es mejorar y potenciar al máximo su rendimiento y recuperación** (entendemos que esta idea no está reñida con llevar una alimentación sana). Con este fin, se debe cuidar mucho la alimentación, adecuándola al tipo de deporte practicada, así como al periodo de entrenamiento, o fase de la temporada en la que nos encontremos (pretemporada, competición, fase de liga, postemporada…). El deportista debe prever y planificar la temporada, tanto a nivel de entrenamiento como de nutrición.

Dieta antes del ejercicio o de la competición
Es de gran importancia cuidar y controlar la dieta y la hidratación antes del ejercicio o la competición para obtener el mejor rendimiento y unos resultados satisfactorios. **Comer y beber lo**

necesario mejorará nuestro rendimiento, mientras que no hacerlo puede provocar que pinchemos el día de la competición.

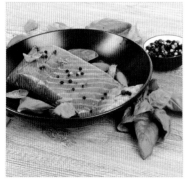

1) Durante la semana previa a una competición importante debemos comer para cumplir dos objetivos principales: **primero, llenar los depósitos de glucógeno muscular y hepático al máximo para tener las reservas energéticas lo más altas posible; y, segundo, estar bien hidratados para que las reacciones metabólicas y los procesos corporales se den sin problemas.** Según el tipo de deporte que se practique se pondrá más énfasis en un tipo u otro de nutrientes. Si se hacen pruebas cortas de menos de cuatro minutos a máxima intensidad, cuya fuente energética principal son el ATP y PC (fosfocreatina), así como el glucógeno muscular, se busca llegar a la competición con las reservas plenas, por lo que se evitará hacer ejercicios que dañen las fibras musculares los tres días antes, ya que esto retrasa la recuperación de los depósitos de glucógeno. Asimismo, se reducirá la intensidad del entrenamiento en esos tres días anteriores y se ingerirán de 7 g a 10 g de hidratos de carbono por kilo de peso corporal. Si la prueba es de larga duración, de hasta 90 minutos o de fases múltiples en el mismo día, se reducirá el nivel de entrenamiento los tres días anteriores y se aumentará la ingesta de carbohidratos hasta 10 g/kg de peso para llegar con las reservas al máximo y evitar que se agoten el día de la competición. Si la prueba es de más de 90 minutos de duración podría recurrirse a cargarse de hidratos. La forma de hacerlo sería reduciendo la ingesta de hidratos seis días antes de competir a lo largo de tres días y aumentarla por encima de lo habitual los tres días anteriores a la competición. Con esto, aumentamos los depósitos de hidratos, ya que en la primera fase se vacían moderadamente para supercompensar en la segunda fase. Si nuestro deporte tiene competición todas las semanas en forma de liga o torneos constantes, no se puede bajar la intensidad del entrenamiento los tres días antes de cada prueba,

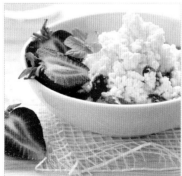

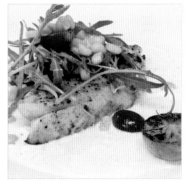

FRUTAS, VERDURAS, CARNES Y PESCADOS, junto a pasta y arroz, son grandes aliados del deportista.

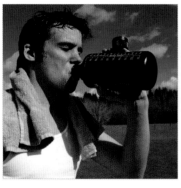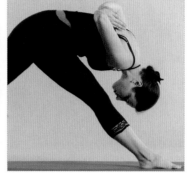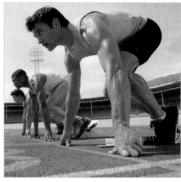

LA DIETA VARIARÁ SEGÚN LA ETAPA DEPORTIVA, CARGANDO DE HIDRATOS DE CARBONO ANTES DE UNA COMPETICIÓN.

pues así solo entrenaríamos tres días. Los dos días anteriores se centra el entrenamiento en la parte técnica y táctica para no cargar mucho la parte física. Los dos días anteriores se aumentará el consumo de hidratos de carbono hasta 10 g/kg de peso. **En general, se tomarán hidratos de carbono de índice glucémico bajo y poca grasa,** y se evitará probar alimentos nuevos la semana antes de una competición, algo importante para evitar posibles problemas digestivos o de intolerancias.

2) En el día previo a la competición es de vital importancia, al igual que la semana previa, mantener los niveles de glucógeno muscular al máximo y estar bien hidratados. Para ello tomaremos muchos hidratos de carbono de índice glucémico bajo, consumiremos proteínas moderadamente y beberemos mucho líquido durante todo el día. **Se evitarán los alimentos muy pesados o grasos, con muchas especias, picantes o flatulentos** (evitaremos la coliflor, el brócoli, los alimentos aceitosos, fritos o con demasiada fibra). No obstante, como cada persona es un mundo y nadie mejor que nosotros mismos conocemos nuestro cuerpo, el consumo de alimentos se hará, aunque siguiendo las pautas generales, de manera un poco intuitiva. No practicaremos ejercicio intenso, solo algo suave o simplemente haremos reposo. Se evitará el consumo de alcohol, ya que al ser diurético, puede disminuir el nivel de hidratación.

3) La comida previa a la competición se tomará unas tres horas antes de la prueba (aunque aquí, nuevamente, influyen las características de cada uno). Deberá ser lo suficientemente abundante como para que aporte la energía necesaria, pero no muy pesada para que no se produzcan molestias gastrointestinales. **No se tomará mucha sal ni picante y se moderará el consumo de café o té.** Se pueden tomar determinados alimentos en ese periodo (entre la comida y la competición), como, por ejemplo, 20 g de glucosa en 150 ml de agua, 30 minutos antes de la prueba, o fruta, chocolate o frutos secos. El objetivo es mantener estables los niveles de glucosa en sangre. Se ingerirán cantidades moderadas de agua, pero de manera continua.

Dieta durante el ejercicio o la competición

Dependerá de la duración de la competición. Por lo general, en pruebas de menos de 60 minutos, no es necesario comer nada. Solo nos hidrataremos con agua o algo de bebida isotónica. **Si la prueba dura más de 60 minutos, conviene tomar hidratos de carbono para recuperar los depósitos y retrasar la fatiga.** Se empezará la ingesta 30 minutos después del comienzo y se repetirá de forma periódica en cantidades de 30-60 g de carbohidratos/h. Para que la ingesta y la digestión sean más fáciles y no haya problemas gastrointestinales, se pueden tomar los hidratos de carbono en forma de líquidos, matando dos pájaros de un tiro: reponemos la glucosa y rehidratamos. No conviene abusar de la fructosa o la glucosa, ya que se pueden producir problemas estomacales o diarreas. **En lo que respecta al agua, deberíamos beber en torno a 150 ml por cada 15 minutos de ejercicio,** siendo más importantes estas tomas según va aumentando la duración de la prueba. El objetivo es reemplazar, al menos, el 80% de las pérdidas hídricas, o no perder más de un 1% del peso corporal.

Si el deporte tiene varias fases clasificatorias o diferentes etapas que te obligan a competir varias veces el mismo día, debemos recuperar las reservas de glucógeno y los niveles de hidratación lo más rápido posible para mantener un buen rendimiento. Para recuperar los depósitos de glucógeno entre pruebas tomaremos 1 g de hidratos de carbono de índice glucémico alto (para que entren rápido en el torrente sanguíneo y regeneren los depósitos eficazmente) por kilo de peso tras la prueba sin dejar pasar mucho tiempo, a

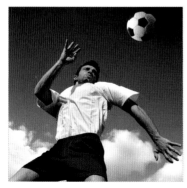
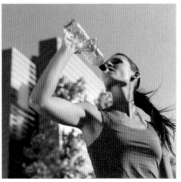

LOS HIDRATOS

DE CARBONO REPONEN GLUCÓGENO, LAS PROTEÍNAS REGENERAN MUSCULATURA Y EL AGUA ES ESENCIAL PARA LA RECUPERACIÓN TOTAL TRAS CUALQUIER ACTIVIDAD DEPORTIVA.

fin de que la recarga de glucógeno sea lo más eficaz posible. Si el tiempo entre pruebas es muy corto o la prueba no ha sido fuerte, podemos tomar alimentos líquidos o simplemente no hacerlo.

Dieta después del ejercicio o de la competición

El principal objetivo es recuperar las reservas energéticas y de líquidos (sobre todo si tenemos que competir otra vez en poco tiempo). Los alimentos que se elijan serán ricos en hidratos de carbono de índice glucémico alto y de fácil digestión. La cantidad de comida será de 1 g por kilo de peso en las dos horas inmediatamente posteriores a la prueba y beberemos líquidos en función de las pérdidas por el sudor (en general, unos 500 ml al final y, posteriormente, de manera regular hasta la hora de dormir). La comida fuerte de después (bien sea la comida, si la competición fue por la mañana, o la cena, si fue por la tarde) será rica en hidratos de carbono de índice glucémico bajo o medio, como pasta, arroz, patatas o legumbres sin mucho aderezo. **Se incluirá algo de proteína para ayudar a regenerar los daños musculares (huevos, atún, lácteos o carnes de ave son una buena opción).** La rehidratación es muy importante. Una buena manera de saber si estamos bien rehidratados es la cantidad y color de la orina. Si es muy oscura y poco abundante, necesitamos beber más.

Si estamos en una etapa sin competiciones pero entrenando muy fuerte, cada entrenamiento es como una competición. Se busca el máximo rendimiento cada día de entrenamiento. Es importante conocer el plan que llevamos para saber los días que tenemos entrenamientos más duros, que requieran más energía o cuándo vamos a tener un entrenamiento más técnico o táctico, que requerirá más trabajo a nivel mental. Así podremos distribuirnos el plan de alimentos de manera correcta sin que se reduzca el rendimiento. Si sabemos que las series aeróbicas fuertes se hacen los lunes y jueves, por ejemplo, los días anteriores intentaremos, entre medias, tomar más hidratos de carbono para tener los depósitos al máximo.

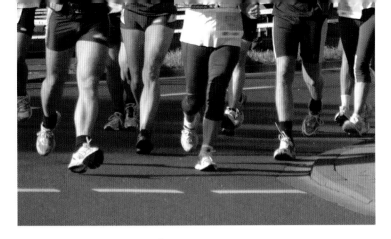

MANTENERSE HIDRATADO durante el entrenamiento o la competición ayuda a mejorar el nivel deportivo.

LA REHIDRATACIÓN

Como se ha ido comentando repetidamente a lo largo del apartado anterior, la rehidratación es básica para mantener el rendimiento deportivo y las funciones vitales.

El agua es un componente esencial del cuerpo y participa en numerosas funciones vitales. Mantener unos niveles adecuados de agua es muy importante tanto antes, como durante y después del ejercicio. A lo largo del día se va perdiendo agua corporal por la orina, las heces, el aire expirado, el sudor… La práctica deportiva aumenta la temperatura corporal, lo que hace que aumente la sudoración para mantener esta temperatura dentro de unos niveles tolerables para el cuerpo. Este aumento de la sudoración aumenta, por lo tanto, el agua corporal perdida. Cuanto más larga e intensa sea la práctica deportiva, mayor será la pérdida de agua. **Estas pérdidas deben ser repuestas de manera rápida, ya que si no, el cuerpo está deshidratado,** lo que influirá en la salud y el rendimiento deportivo (disminuye el rendimiento y aparece antes la fatiga). La cantidad de sudor producido depende de la duración e intensidad del ejercicio, la temperatura externa, el nivel de entrenamiento y la genética de cada persona.

■ Factores de los que depende la sudoración

Aumento de la intensidad del ejercicio	>>>	Aumenta la sudoración
Aumento de la duración del ejercicio	>>>	Aumenta la sudoración
Aumento de la temperatura externa	>>>	Aumenta la sudoración
Aumento del nivel de entrenamiento y buena condición física	>>>	Aumenta la sudoración (cantidad y tiempo cuando se empieza a sudar)
Genética	>>>	Tasa de sudoración genética de cada persona
Sexo	>>>	Las mujeres en general sudan menos que los hombres
Tipo de prenda que se lleva	>>>	La ropa no transpirable aumenta la sudoración

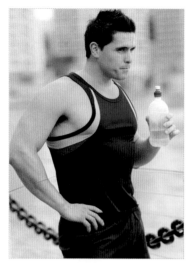
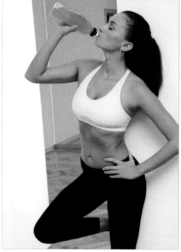
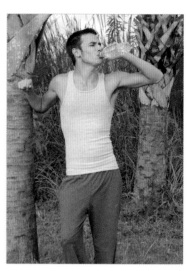

HAY QUE BEBER

Pero se nos plantea esta pregunta: **¿Cuánto tengo que beber para no deshidratarme?** Hay una relación directa de uno a uno entre litros de sudor producido y kilos de peso corporal perdidos. Si nos pesamos antes y después de hacer ejercicio, por cada kilo de peso perdido habremos sudado un litro. O sea, hemos perdido un litro de líquido corporal que debemos reponer. Si no podemos pesarnos, tomaremos un mililitro de líquido por cada caloría gastada. Para saber aproximadamente el gasto calórico de una activad, existen tablas bastante precisas que pueden dar un valor relativamente ajustado. Una forma muy fiable de valorar el estado de hidratación es con la orina. Si la hidratación es buena, la orina será de color claro e iremos regularmente al baño. Si estamos deshidratados, será más oscura y la micción será más esporádica. Antes de empezar a practicar deporte o competir debemos asegurarnos de tener un nivel de hidratación óptimo. Comenzar con una deshidratación, aunque sea leve, influirá mucho en el rendimiento. Se aconseja beber 500 ml dos horas antes y de 125 ml a 250 ml justo antes de iniciar la actividad. No conviene beber mucho más, ya que si bebemos demasiado, podemos ir muchas veces al baño, lo que resultará una molestia y un problema. Más vale prevenir que curar, por lo que beberemos antes de empezar a deshidratarnos por el aumento de la sudoración. Las cantidades son orientativas y dependerán de cada persona. Debemos fiarnos de nuestro instinto y si podemos beber más cantidad de la citada sin tener molestias estomacales, ¡adelante!; pero si empezamos a tener que ir al servicio muy a menudo, estamos bebiendo demasiado. Una vez que hemos empezado el ejercicio beberemos regularmente para reponer las pérdidas. Los estudios recomiendan de 125 ml a 250 ml cada 15-20 minutos de ejercicio (un valor medio, pero si sudamos mucho o hace mucho calor, deberemos beber más). Se intenta reemplazar como mínimo el 80% de las pérdidas para mantener el rendimiento pleno. Inmediatamente después de terminar debemos beber, según las pérdidas por sudor, la misma cantidad perdida. En ejercicios de intensidad y duración normales, lo aconsejable es de 500 ml a 1.500 ml.

Una de las preguntas más frecuentes, debido a la difusión que tienen, es si debemos rehidratarnos con agua o con bebidas de las denominadas isotónicas o hipotónicas. Son numerosos los estudios realizados al respecto y los resultados obtenidos son, a menudo, contradictorios. Numerosos de estos estudios han obtenido resultados positivos sobre la rehidratación con bebidas preparadas frente al agua, mientras que otros no han encontrado ningún beneficio. Por lo general, según el tipo, duración e intensidad del ejercicio, es indiferente o necesario el consumo de electrolitos (sales minerales disueltas en el líquido corporal) junto al agua. **En deportes de menos de una hora de duración, suele bastar con el agua** si después se aportan los hidratos de carbono y las proteínas necesarias para reponer las reservas. **Si la actividad dura más de una hora, sería conveniente añadir electrolitos al agua que bebemos**. Podemos establecer las siguientes pautas:

Antes del ejercicio debemos beber agua para empezar hidratados al máximo, pero como se recomienda el consumo de 1 g de hidratos de carbono por kilo de peso, podemos añadirlo al agua o consumir una bebida preparada que nos aporte las dos cosas. Si ingerir alimentos sólidos no es un problema, podemos beber solo agua y tomar los hidratos sólidos.

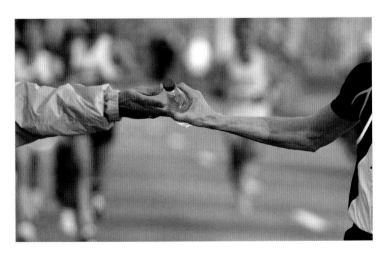

EL TRIATLÓN, EL MARATÓN, EL IRONMAN Y EN GENERAL LAS DISCIPLINAS DE LARGA DURACIÓN PRECISAN DE LOS ELECTROLITOS IMPRESCINDIBLES PARA LA REHIDRATACIÓN.

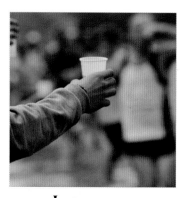

LO IDEAL SERÍA REHIDRATARNOS CON UNA COMBINACIÓN DE BEBIDAS ISOTÓNICAS Y AGUA DESPUÉS DE UN ESFUERZO PROLONGADO.

Durante el ejercicio:

1. **Si es de baja intensidad y dura menos de una hora,** es suficiente con beber agua. Si se toma alguna bebida isotónica no es perjudicial, pero no aporta una gran ventaja.

2. **Si es de alta intensidad y dura menos de una hora,** los estudios son contradictorios, aunque como lo importante es reponer las pérdidas rápidamente y el vaciamiento gástrico es mayor si el agua contiene electrolitos o azúcares, tomar una bebida isotónica aumentará la velocidad de absorción haciendo que la reposición sea mayor.

3. **Si el ejercicio es de gran intensidad y dura más de una hora,** debemos aportar agua de manera rápida y otros nutrientes que nos ayuden a reponer la energía gastada (minerales, glucosa…). En este caso es muy recomendable tomar una bebida isotónica que aporte el líquido perdido y los carbohidratos que se necesitan para mantener el rendimiento (se recomiendan 30 g - 60 g de carbohidratos por hora). La mayoría de las bebidas isotónicas comerciales llevan las cantidades de hidratos de carbono adecuadas, por lo que se recomienda tomar un litro de bebida a la hora. La elección final de la bebida será personal de cada deportista, pues para gustos, los colores, y cada persona es un mundo. Lo que funciona y gusta a uno no tiene que ser lo mejor para otro. Lo ideal es ir probando cantidades y sabores hasta encontrar el que mejor nos venga.

Después del ejercicio suele ser mejor una bebida isotónica que el agua, ya que recupera más rápido las pérdidas tanto hídricas como energéticas. Si bebemos solo agua, disminuye la concentración de sodio en sangre, por lo que se para el mecanismo de la sed y aumenta la producción de orina, lo que puede provocar que no nos hidratemos como necesitamos. Es decir, se diluyen los elementos que se han concentrado durante el ejercicio, pero no se reponen. **Las bebidas isotónicas aumentan la sed, disminuyen la formación de orina y reponen los electrolitos perdidos por el sudor.** Lo ideal es combinar ambas, pues así aportaremos tanto los líquidos como los nutrientes necesarios para la recuperación. Si bebemos mucha agua sin aportar electrolitos, bajan mucho los niveles de sodio en sangre, produciéndose la llamada hiponatramia. Por tanto, si se suda mucho y durante mucho tiempo, habrá siempre que reponer, junto con el agua, los electrolitos, sobre todo el sodio.

Una práctica muy habitual en el control del peso es practicar deporte con ropa no transpirable (los llamados plásticos, chubasqueros o prendas fabricadas con tejido de neopreno). Estas prendas evitan la transpiración de la piel provocando cantidades aún mayores de sudor para poder mantener la temperatura corporal estable. **¡Esta práctica no es recomendable!** El mecanismo de la sudoración es un método para mantener la temperatura corporal dentro de unos límites tolerables para la vida. Para que el sudor sea efectivo como termorregulador, la gota de sudor que sale a la piel tiene que poder evaporarse. **Con estos tejidos se produce igualmente la sudoración, pero la gota de sudor no se evapora,** por lo que el sudor no termorregula, lo que hace que la temperatura corporal no baje, haciendo que el cuerpo produzca aún más sudor. Esto agrava la deshidratación a la vez que la temperatura corporal no desciende, lo que puede ser muy peligroso.

Si usamos estas prendas para perder peso, se puede lograr el objetivo, pero a muy corto plazo (la pérdida de peso es solo por líquido corporal y se recuperará en cuanto se beba de nuevo) y no se está reduciendo el porcentaje de grasa corporal, que es el principal objetivo de una dieta de reducción de peso. Por tanto, el uso de estos materiales no es aconsejable si el único objetivo es perder más peso (en condiciones de frío se pueden usar para mantener la temperatura corporal estable).

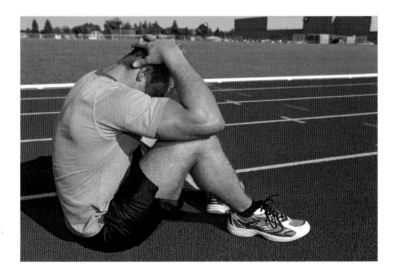

«NO POR SUDAR MÁS SE ADELGAZA MÁS». SOLO TE DESHIDRATAS MÁS. PARA QUE LA PÉRDIDA DE PESO SE MANTENGA, TENDRÍAS QUE SEGUIR DESHIDRATADO, LO QUE NO ES MUY RECOMENDABLE.

SUPLEMENTACIÓN Y AYUDAS

Como se ha comentado en el apartado anterior, existen las llamadas bebidas isotónicas (iso, hiper o hipo en relación a la concentración de los líquidos corporales).

Dichas bebidas son productos preparados, o bien marcas comerciales, o bien de preparación casera, **que contienen electrolitos y en muchas ocasiones otros nutrientes, como carbohidratos, proteínas, vitaminas o minerales.** La función de los electrolitos en el cuerpo es la de regular el equilibrio hídrico entre las distintas partes (intra-extracelular, muscular, sanguínea...), manteniendo la osmolalidad relativamente estable. La razón de añadir sales a las bebidas isotónicas, aparte de por recuperar las pequeñas cantidades perdidas junto con el sudor, es la de provocar más sed y hacer que sepan mejor. El agua es un método paliativo de la sed muy eficaz, ya que al beber poca cantidad de agua, se diluyen rápidamente los niveles de sodio, lo que hace que se pare el mecanismo de la sed antes de habernos rehidratado por completo. Las bebidas preparadas nos dan sed, lo que nos obliga a beber más, asegurándonos la rehidratación completa. El incluir otros nutrientes como sacáridos o aminoácidos es muy útil para reponer las fuentes energéticas tanto antes, como durante y después del ejercicio o del entrenamiento. A su vez, la presencia de estas sustancias aumenta la velocidad de vaciamiento gástrico, lo que hace que el líquido entre más deprisa en el intestino y en el torrente sanguíneo y lo podamos usar más rápido. Bebidas con hasta 8 g de carbohidratos por 100 ml aceleran la absorción. Pero **¿qué tipo de carbohidratos son los más adecuados?** Como lo que buscamos es que la bebida sea efectiva deprisa y para que el vaciamiento gástrico sea rápido, deberemos añadir como máximo 8 g/100 ml. Esto es un valor relativamente bajo. Si el hidrato que usamos es de cadena corta, como glucosa, aportaremos pocas moléculas para la misma concentración; pero si usamos uno de cadena larga, tendremos más moléculas de hidratos para la misma concentración, ya que la presión osmótica depende del número de unidades, independientemente de las mo-

CUALQUIER MARCA DE BEBIDAS ISOTÓNICAS ES VÁLIDA, POR TANTO, PROBEMOS SI LOS EFECTOS Y EL SABOR NOS GUSTAN Y ASÍ PODEMOS ELEGIR LA NUESTRA.

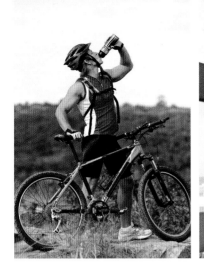
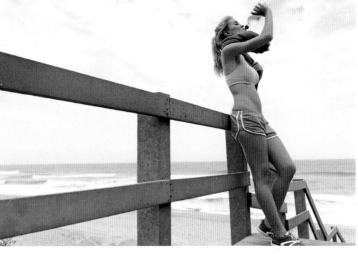

léculas que tengan. Por eso, se recomienda añadir hidratos de carbono de cadena media o larga, como polímeros de glucosa, en vez de glucosa o sacarosa.

Suplementación y ayudas ergogénicas

Son sustancias que ayudan al rendimiento o lo refuerzan. Se puede diferenciar entre **ayudas nutricionales** (aminoácidos, carbohidratos, vitaminas…), **suplementos farmacológicos** (creatina, L-carnitina, cafeína o glicerina) y **suplementos hormonales** (esteroides, anabolizantes, hormona del crecimiento…).

Las ayudas nutricionales consisten en aplicar todos los conocimientos nutricionales de los macronutrientes para sacar el máximo rendimiento. Con la alimentación nos aseguraremos el mantener los depósitos de estos llenos y rellenarlos al acabar de hacer el ejercicio. En los apartados anteriores se ha explicado la cantidad de carbohidratos, proteínas y grasa que se deben ingerir al día para mantener un estado físico óptimo. **Los ácidos grasos omega 3 son un suplemento útil, ya que mejoran el aporte de oxígeno al músculo,** mejorando el metabolismo aeróbico, pueden tener un efecto anabólico por aumento de la liberación de la hormona del crecimiento y tienen un efecto antiinflamatorio. El uso de bicarbonato como medio tapón para amortiguar la acidez producida por la acumulación de lactato que se da durante ejercicios anaeróbicos de más de 60 segundos es otra forma de ayuda ergogénica nutricional. Aunque su consumo puede reducir la cantidad de lactato acumulado y con ello la aparición de la fatiga, se han visto ciertos efectos secundarios, como problemas

PARA REPONER LOS LÍQUIDOS PERDIDOS POR EL SUDOR BEBEREMOS UNA BEBIDA ISOTÓNICA O HIPOTÓNICA QUE CONTENGA SODIO Y CIERTA CANTIDAD DE HIDRATOS DE CARBONO (8 G/100 ML) PARA AUMENTAR LA VELOCIDAD DE VACIAMIENTO Y REPONER NUTRIENTES, A LA VEZ QUE ASEGURAMOS LA NECESIDAD DE BEBER SUFICIENTE LÍQUIDO.

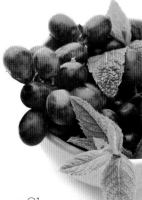

LOS ALIMENTOS

QUE, COMO LOS TOMATES, Y LOS CÍTRICOS EN GENERAL, SON ANTIOXIDANTES Y LOS QUE CONTIENEN BETACAROTENO, COMO LAS ZANAHORIAS, ALBARICOQUES O ESPINACAS, SON MEJORES PARA LA DIETA DEL DEPORTISTA.

gastrointestinales, flatulencia o diarreas. **En los últimos tiempos se han vuelto muy populares los antioxidantes, que neutralizan los radicales libres y reducen el estrés oxidativo.** Los radicales libres son un producto final de algunas vías metabólicas, como la cadena de transporte de electrones o la glucólisis. Estas reacciones producen al final CO_2 y agua, pero si alguno de los procesos se desajusta, se pueden formar otros compuestos muy oxidativos, como OH^-, O_2H_2, etc.

Estas moléculas modifican la estructura de las membranas produciendo problemas cardiacos, daños celulares y en los tejidos. **Como los deportistas tienen el metabolismo aumentado debido a la mayor demanda energética, la producción de radicales libres es también mayor.** Por esta razón, necesitan más antioxidantes que neutralicen los radicales libres. Por lo general, como los deportistas siguen una dieta equilibrada rica en frutas y verduras, el aporte de antioxidantes (vitaminas E, C y beta caroteno) está asegurado. No obstante, la suplementación con antioxidantes puede reducir aún más los radicales libres disminuyendo el estrés oxidativo.

Suplementos farmacológicos

Son numerosos los productos que se venden en el mercado aunque con frecuencia su utilidad no está del todo probada. Entre los más comunes podemos destacar:

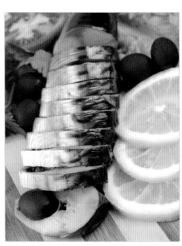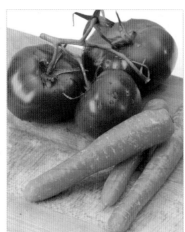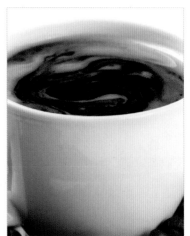

LA INGESTA DE ALIMENTOS DE MANERA CONTROLADA por parte del deportista es una constante, cada día más conocedor de la repercusión de la dieta en su rendimiento deportivo.

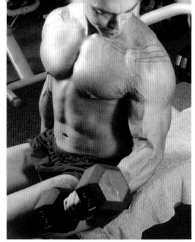
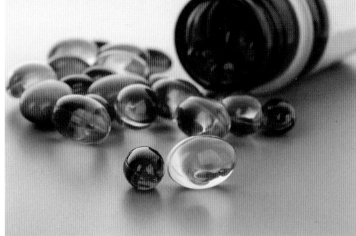

CREATINA

Se forma por la unión de tres aminoácidos. En el cuerpo se almacena unida al fósforo, formando la fosfocreatina, que es la principal molécula energética en ejercicios cortos de elevada intensidad. Un aumento en la cantidad a nivel muscular alarga el tiempo de potencia máxima y reduce la producción de ácido láctico, lo que a su vez retrasa la fatiga y mejora la recuperación entre series de ejercicios. Como se aumenta el trabajo muscular, la hipertrofia es mayor (se aumenta la masa muscular). **Se usa como suplemento principal en deportes explosivos,** en el *sprint*, o en aquellos de equipo que precisen de series cortas interválicas. La dosis habitual es de 10 g a 28 g/día (dependiendo del peso corporal) divididas en tres o cuatro tomas. El consumo de creatina aumenta la masa corporal, ya que aumenta la concentración de agua, lo que se debe tener en cuenta en deportes donde el peso es importante. En general, se puede decir que tomar creatina puede ayudar a prolongar el tiempo de una actividad de intensidad máxima y retrasar la fatiga, como muchos estudios científicos demuestran, aunque también es cierto que muchos otros estudios no han encontrado evidencias de sus beneficios.

GLICEROL O GLICERINA

Es un lípido simple que se une a ácidos grasos para formar los glicéridos (si se une a tres ácidos grasos, se forman triglicéridos). Tiene una acción hídrica muy importante, por lo que se usa para prevenir la deshidratación (si se añade un poco al agua, nos permitirá mantener los niveles de esta al perder menos). **Se presentan en forma de jarabes muy dulces que se disuelven en agua y su**

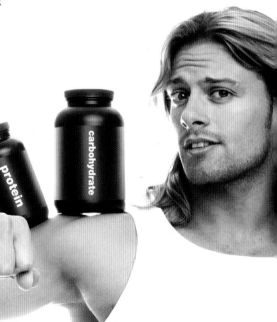

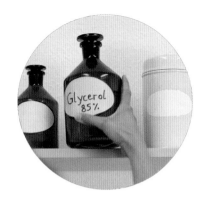

uso se da en deportes de larga duración, sobre todo si el clima es muy cálido. Pero a pesar de ello, no existen muchos estudios que demuestren su eficacia, o que aclaren si su consumo produce algún efecto secundario.

CAFEÍNA

Es un alcaloide que se encuentra en el café, el té, el chocolate y algunas bebidas comerciales. Es un potente estimulante y aumenta la concentración y la resistencia física. Disminuye la sensación de fatiga y la receptibilidad. Activa la liberación de adrenalina, lo que aviva la liberación de ácidos libres. Esto hace que se potencie el uso de ácidos grasos como fuente de energía. Por esta razón **se utiliza en deportes de resistencia para favorecer el uso de grasas como fuente energética,** reservando los depósitos de glucógeno. Debido a su efecto estimulante, también se han observado beneficios en pruebas cortas e intensas. Hoy en día se considera dopante por encima de 12 µ g/ml en la orina (lo que corresponde con la ingesta de unos ocho o 10 cafés). Los efectos negativos de la cafeína se deben a que es diurética, lo que puede llevarnos a la deshidratación. Debido a su capacidad estimulante, puede producir insomnio, ansiedad o temblores y, en grandes dosis, se ha visto que puede provocar problemas de concentración. La dosis recomendada es de 3 mg/kg a 15 mg/kg de peso. Cabe destacar que es adictiva, por lo que el cuerpo se acostumbra y cada vez se necesitan mayores concentraciones para obtener resultados.

UN POCO DE CAFEÍNA ANTES DE INICIAR EL EJERCICIO, POR EJEMPLO TOMAR ALGO DE CHOCOLATE, MANTIENE EL ORGANISMO ALERTA Y ES UNA AYUDA, PERO EN GRANDES DOSIS PROVOCA PROBLEMAS FÍSICOS.

EFEDRINA

Es una sustancia similar a la cafeína, que también actúa sobre-potenciando el sistema nervioso y neuromuscular. Produce un aumento de la termorgénesis (se produce más calor), lo que fomenta la pérdida de grasas. Si se abusa, se puede sufrir hipertensión, arritmias, aumento de la frecuencia cardiaca, ansiedad o nerviosismo. **En lo referente al deporte, es una sustancia prohibida que se considera dopante** incluso a niveles bajos.

L-CARNITINA

Es la molécula encargada de transportar los ácidos grasos al interior de la mitocondria para ser degradados y producir energía.

Se produce endógenamente por la propia fibra muscular allí donde se necesita. No hay demasiadas evidencias científicas de que la L-carnitina mejore el metabolismo de las grasas, **solo unos pocos estudios han demostrado su utilidad en actividades de gran intensidad.** De todas formas, si se opta por tomar carnitina, deberemos asegurarnos de que sea en forma de L-carnitina, ya que otras formas pueden ser nocivas.

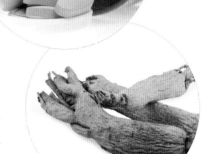

Ginseng

Se usa para **reducir la fatiga**, pues se cree que ahorra glucógeno potenciando el uso de ácidos grasos. Su eficacia no está del todo probada.

Glutamina

Es un aminoácido no esencial, principal fuente energética del sistema inmune, por lo que ayuda a prevenir la degradación muscular producida por el ejercicio, así como la inmunosupresión inducida por este. Por eso, **puede ser de ayuda tras ejercicios intensos, en los que se ha producido daño muscular y el sistema inmune se debilita.** Es una sustancia legal y no se han descrito efectos secundarios, aunque los estudios sobre la suplementación con esta sustancia son pocos. Todos los suplementos proteicos que se comercializan suelen contener la cantidad de glutamina recomendada, por lo que si se toman dichos suplementos, no será necesario tomar glutamina aparte.

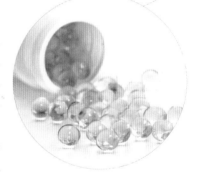

Hidroximetilbutirato (HMB)

Este metabolito de la leucina reduce el daño muscular y mejora la reparación de este tras el ejercicio, por lo que aumenta la fuerza. Asimismo, se ha visto que **reduce la grasa corporal y los niveles de colesterol en sangre** y mejora el sistema inmune. Su efecto ha sido estudiado incluso en personas mayores.

Entre los suplementos hormonales de consumo legal y sin efectos secundarios podemos mencionar la melatonina. Esta hormona regula los ciclos circadianos (día/noche) y tiene una potente acción antioxidante y antirradicales libres (previenen enfermedades cardiovasculares), además se usa para regular los trastornos del sueño.

Otras sustancias

HORMONALES MUY EXTENDIDAS ENTRE LOS DEPORTISTAS DE FUERZA, COMO LOS ANABOLIZANTES (CLEMBUTEROL, TESTOSTERONA…), SE DEJAN FUERA DE ESTE LIBRO DEBIDO A SU ILEGALIDAD Y A LOS EFECTOS CLARAMENTE NOCIVOS Y PELIGROSOS QUE PRESENTAN PARA LA VIDA.

Planes de entrenamiento

DIETAS DEPORTE A DEPORTE

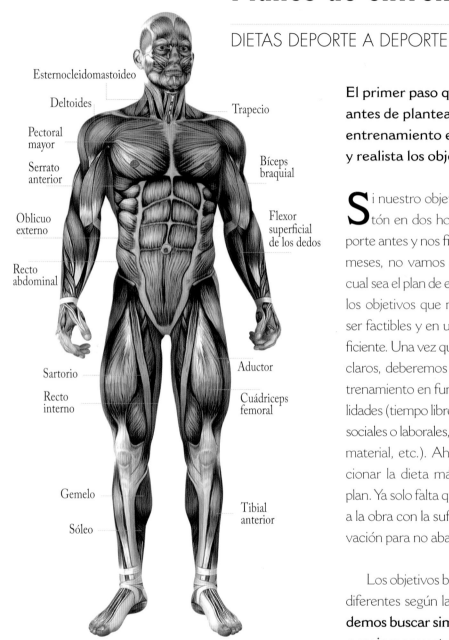

Esternocleidomastoideo

Deltoides

Pectoral mayor

Serrato anterior

Oblicuo externo

Recto abdominal

Sartorio

Recto interno

Gemelo

Sóleo

Trapecio

Bíceps braquial

Flexor superficial de los dedos

Aductor

Cuádriceps femoral

Tibial anterior

El primer paso que debemos seguir antes de plantearnos un plan de entrenamiento es fijar de forma clara y realista los objetivos a conseguir.

Si nuestro objetivo es correr una maratón en dos horas sin haber hecho deporte antes y nos fijamos un periodo de tres meses, no vamos a lograr el objetivo, sea cual sea el plan de entrenamiento. Por tanto, los objetivos que nos planteemos deberán ser factibles y en un periodo de tiempo suficiente. Una vez que tengamos los objetivos claros, deberemos elaborar un plan de entrenamiento en función de nuestras posibilidades (tiempo libre, obligaciones familiares, sociales o laborales, instalaciones deportivas, material, etc.). Ahora, pasaremos a seleccionar la dieta más adecuada para dicho plan. Ya solo falta que nos pongamos manos a la obra con la suficiente disciplina y motivación para no abandonar.

Los objetivos buscados pueden ser muy diferentes según la persona. **Algunos podemos buscar simplemente estar sanos o mejorar nuestra salud.** Otros desearán perder peso y mejorar su aspecto físico, mientras que otros querrán practicar deporte porque les gusta y les divierte, y quieren mejorar su rendimiento en ese deporte concreto. Debemos, por un lado, seguir el plan de entrenamiento fijado lo más a rajatabla que se pueda y además es necesario llevar una alimentación sana y equilibrada. No seremos capaces de sacar el máximo partido al entrenamiento ni a nuestro cuerpo, si no llevamos una alimentación equilibrada que nos proporcione los nutrientes que el cuerpo necesita **para rendir al máximo de sus posibilidades.** Las necesidades nutricionales en los deportistas están aumentadas, ya que al haber mayor gasto calórico, las necesidades metabólicas son mayores.

ELIJAMOS NUESTRO DEPORTE, propongamos un
entrenamiento y adecuemos el menú.

Pero aunque las necesidades calóricas y de nutrientes son mayores, los porcentajes se mantienen más o menos similares a los de la población no activa. **Si una persona sedentaria gasta 2.000 cal al día, necesitará un 60% de hidratos, un 15% de proteínas y un 25% de grasa.** Una persona que gasta 3.000 cal/día, tendrá unas necesidades en porcentaje similares, pero al ser dichos porcentajes sobre una cantidad mayor, las cantidades finales son también mayores, y así a medida que vamos aumentando las calorías necesarias. En lo que se refiere a las proteínas, se aconseja calcular la cantidad diaria recomendada a partir del peso corporal, considerando una medida de 0,8 g/kg de peso para sedentarios y hasta 2 g/kg de peso en el caso de deportes de fuerza. Mantendremos el 60% de hidratos de carbono y obtendremos las grasas restando la suma de los dos valores anteriores (proteínas y carbohidratos). El consumo de vitaminas y minerales es también mayor. Nos fijaremos en los valores de referencia, que se basan en poblaciones sedentarias, en las que la ingesta es de 2.000-2.500 cal/día, y lo aumentaremos proporcionalmente según nuestro gasto energético. La cantidad de agua ingerida también debe aumentar conforme sube el consumo calórico.

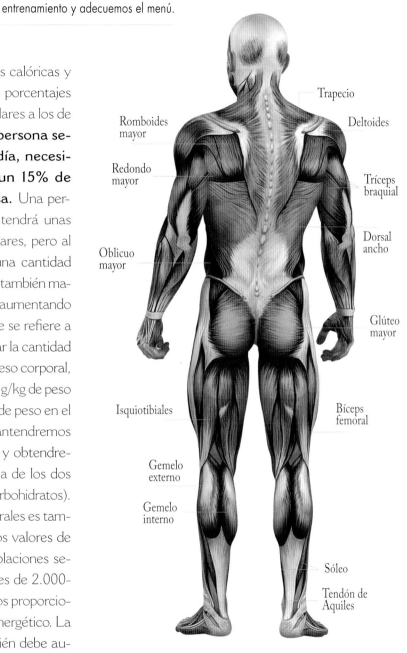

Trapecio

Deltoides

Romboides mayor

Redondo mayor

Tríceps braquial

Dorsal ancho

Oblicuo mayor

Glúteo mayor

Isquiotibiales

Bíceps femoral

Gemelo externo

Gemelo interno

Sóleo

Tendón de Aquiles

Según las características concretas del deporte que practiquemos, podremos adaptar las necesidades nutricionales para potenciar aún más el rendimiento. **Si nuestro deporte es de fuerza, resistencia, de equipo, o de velocidad, podremos hacer pequeñas modificaciones en la dieta** buscando mejoras en el rendimiento. Lo primero que debemos hacer es calcular el gasto energético diario sumando el gasto basal y el gasto por la actividad física. Cuando tengamos las calorías que debemos ingerir al día, pasaremos a elaborar un plan nutricional.

RUNNING, JOGGING

Salir a la calle a correr se ha convertido en una práctica muy habitual en las grandes ciudades. Esta forma de hacer ejercicio es muy práctica, ya que **se puede correr en cualquier sitio, sin necesidad de instalaciones deportivas específicas y sin horarios concretos.** Según la disponibilidad horaria y los gustos personales podemos elegir entre salir a correr pronto por la mañana antes de ir a trabajar, para empezar el día con energía, o por la noche, cuando volvemos del trabajo, para liberar tensiones y relajarnos.

Si eres de los que prefieren antes de comer o después de recoger a los niños del colegio, no hay problema, cualquier horario es bueno. Si hay un parque cerca de casa, mejor que mejor para evitar el humo directo de los coches y el correr por asfalto, que al ser un terreno muy duro agrava el efecto negativo de los impactos y puede producir problemas de sobrecarga y dolores de espalda y rodillas. Si existe la posibilidad, siempre elegiremos una superficie más blanda, como tierra o césped. La carrera continua es una actividad básicamente aeróbica de baja intensidad y larga o media duración en la que la principal vía energética es la oxidativa (bien sean hidratos de carbono o grasas); es decir, en presencia de oxígeno. Según el grado de entrenamiento, el gasto calórico puede ser muy elevado. Los corredores de fondo entrenan muchas horas y corren largas distancias, por lo que el aporte calórico adecuado es esencial para mantener el rendimiento. **Una ingesta pobre de calorías irá disminuyendo el rendimiento poco a poco.** A su vez el aporte de líquidos debe ser también muy alto. **Se debe beber frecuentemente** a lo largo de todo el día siendo de especial interés los líquidos ingeridos antes, durante y después del entrenamiento. Muchos corredores de fondo que entrenan muchas horas tienen problemas para cubrir las demandas energéticas. La ingesta pobre prolongada tendrá efectos nefastos

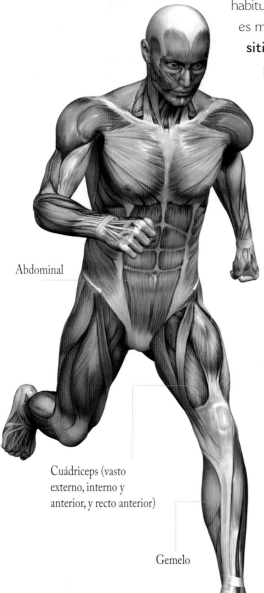

Abdominal

Cuádriceps (vasto externo, interno y anterior, y recto anterior)

Gemelo

La articulación del tobillo junto con la de las rodillas sufre el impacto de apoyo sobre el suelo al correr.

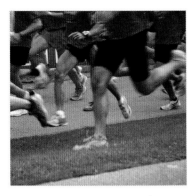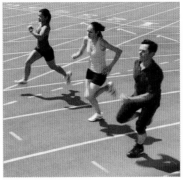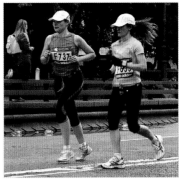

LA CARRERA DE COMPETICIÓN, aunque sea popular, exige un cuidado de la dieta y la hidratación.

sobre el rendimiento. Por esa razón **es muy importante que se coman pequeñas cantidades de alimentos de forma continua**, cada dos horas (*snacks*, frutos secos, pan, cereales…) **evitando comidas copiosas** que puedan interferir o perjudicar el entrenamiento, pero asegurando el suficiente aporte calórico.

La dieta que proponemos es orientativa. Se pueden sustituir los alimentos por otros de características similares. **Las piezas de fruta** de los *snacks* se escogerán de índice glucémico medio o bajo (mandarinas, naranjas, manzanas, kiwis…). Las de **después del entreno serán de índice glucémico alto, como plátanos, uvas, melón…** Se pueden comer también productos con cereales, panes o tortas de maíz o arroz. Si el gasto calórico es mayor, la cantidad de alimentos tomada también aumentará, pero de manera proporcional, distribuyendo la mayor ingesta entre las cinco tomas. **El consumo de líquidos debe ser regular a lo largo del día y no inferior, en este ejemplo, a dos litros y medio**.

CORRER SE EJECUTA COMO UNA SECUENCIA DE PASOS, QUE SE ALTERNAN ENTRE LAS DOS PIERNAS. CADA PASO DE LA PIERNA SE PUEDE DIVIDIR EN TRES FASES: APOYO, IMPULSO Y RECUPERACIÓN.

■ Dieta para running y jogging (2.500 kcal)

Desayuno: 50 g de cereales, 200 ml de leche desnatada, un vaso de zumo de naranja
Media mañana: dos piezas de fruta, un yogur desnatado
Comida: una patata asada, ensalada, pollo asado, una pieza de fruta
Merienda: una pieza de fruta, un yogur desnatado
Cena: un plato grande de pasta con tomate, atún, tres zanahorias

ENTRENAMIENTO

Después: un plátano

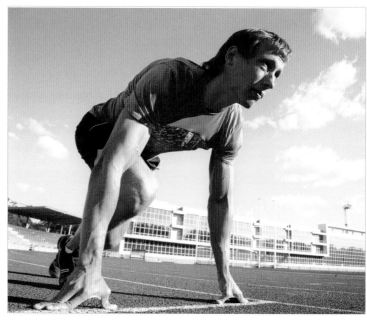

NO SIEMPRE UN VELOCISTA ES EXCLUSIVAMENTE UN CORREDOR, PUEDE DESARROLLAR ESTA FACETA SI PRACTICA OTROS DEPORTES COMO EL FÚTBOL.

Pectoral

Dorsal

Abdominal

Cuádriceps

Gemelo

Rótula

Talón de Aquiles

CARRERAS DE VELOCIDAD

En este apartado nos centraremos básicamente en las carreras de atletismo cortas en pista y en los concursos (saltos y lanzamientos). Estas pruebas se caracterizan por ser de muy corta duración (un minuto y medio como máximo) y de gran potencia y explosividad. Se pretende, en el caso de los *sprints*, recorrer una determinada distancia en el menor tiempo posible o en el caso de los concursos, en desplazar o bien un objeto o el propio cuerpo la mayor distancia posible.

El tipo de vía metabólica predominante es la anaeróbica, en la que las fuentes de energía son el ATP y el glucógeno muscular. Para obtener la energía no se necesita la presencia de oxígeno en la célula. **El entrenamiento busca que el atleta sea lo más eficaz posible en la contracción muscular** para que se pueda dar con mayor rapidez y para ello lo que se necesita es que los metabolitos energéticos entren rápidamente en la célula.

Con el entrenamiento **se mejora la capacidad contráctil de la fibra muscular de contracción rápida consiguiendo**

mayor número de contracciones por unidad de tiempo, lo que deriva en una mayor potencia y velocidad.

Aunque en la competición el gasto energético no es muy elevado, los deportistas que entrenan pruebas de velocidad se someten a entrenamientos muy duros en los que las reservas de glucógeno muscular se agotan, así como los depósitos de ATP. Los periodos de recuperación son especialmente importantes, ya que si hacemos una nueva serie explosiva sin que hayamos dado tiempo a recargar los niveles de ATP, el músculo no podrá trabajar a la potencia necesaria, recurriendo a vías metabólicas diferentes, que pueden perjudicar al entrenamiento de velocidad y potencia, más que mejorarlo. Tras una serie extenuante de velocidad (una carrera de 200 m, por ejemplo), si los depósitos de ATP se han vaciado por completo, se necesitan en torno a los cuatro minutos para que se vuelvan a llenar.

Si se hace otro *sprint* antes, el rendimiento puede verse reducido. En lo referente a la nutrición, los deportistas de velocidad no deben descuidar el consumo de carbohidratos, ya que, si no, es muy posible que utilicen proteínas como fuente energética, reduciendo la masa magra, que es justamente lo que queremos evitar. El aporte de proteínas debe ser alto, unos 2 g/kg de peso, pero no más. **El mayor porcentaje de energía diaria deberá seguir proviniendo de los carbohidratos** y el consumo de grasa será bajo.

Para un atleta de 80 kg que consuma 3.000 cal/día, supondría un 21% de proteínas. Si el consumo es de 3.500 cal

LOS DEPORTES DE VELOCIDAD, LOS SALTOS Y LANZAMIENTOS SE CARACTERIZAN POR SU CORTA DURACIÓN Y POR EXIGIR GRAN POTENCIA Y EXPLOSIVIDAD DEPORTIVAS. EL ENTRENAMIENTO BUSCA QUE EL ATLETA SEA LO MÁS EFICAZ POSIBLE EN LA CONTRACCIÓN MUSCULAR.

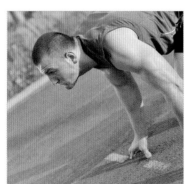
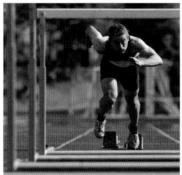
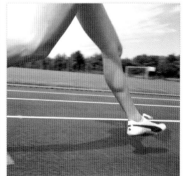

LA MASA MUSCULAR del velocista es mayor que la del corredor de fondo.

EN CIERTO MODO, EL VELOCISTA SIGUE UN PATRÓN DEPORTIVO Y ALIMENTICIO SIMILAR AL DEPORTISTA QUE PRACTICA PESAS.

sería el 18%. Ambas cantidades de proteínas son más que suficientes para cubrir las necesidades diarias. Una ingesta mayor no mejoraría la formación de masa magra y supondría un estrés para el riñón y una pérdida innecesaria de agua por el aumento de la producción de orina. **El consumo de carnes rojas de vez en cuando** (un par de veces a la semana como mucho) **nos asegura la ingesta de creatina, necesaria para la formación de ATP y le reposición de los niveles musculares.** En el caso de atletas vegetarianos, deberán tener especial cuidado con la dieta para que no haya carencias de aminoácidos esenciales y sobre todo de los tres que forman la creatina (arginina, metionina y glicina), para que no haya carencias ni se disminuya el rendimiento. Veamos un ejemplo de dieta de entrenamiento para deportes de velocidad.

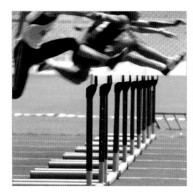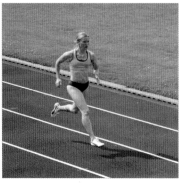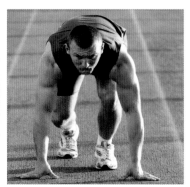

LOS CORREDORES de velocidad son de los que menos grasa acumulan, debido al gran desarrollo muscular que tienen.

Dieta para carreras de velocidad (3.000 kcal)

Desayuno: cuatro tostadas de pan integral (dos con miel y dos con azúcar), un yogur desnatado

Media mañana: dos piezas de fruta, una barrita energética

Comida: patata asada (225 g) con salsa de yogur sin grasa, ensalada con aceite y vinagre, puré de garbanzos *(humus)*

Merienda: una pieza de fruta, un yogur desnatado

Cena: 125 g de pechuga de pavo con guarnición de verduras de col ,60 g de pan integral, un tomate

Antes de dormir: una rodaja de melón y un puñado de cereales

ENTRENAMIENTO

Durante: 500 ml de zumo de frutas con agua

Después: un plátano

NATACIÓN

La natación es uno de los deportes que más horas de entrenamiento necesita para mejorar unas milésimas de segundo su tiempo. Los avances en la técnica, los materiales que reducen la resistencia del agua, o mejoras en la flotabilidad son parte fundamental del rendimiento en este deporte. Todo esto hace que el nadador se pase muchas horas en el agua, siendo incluso, en muchas ocasiones, necesario doblar entrenamientos. Las características especiales del medio, la piscina, dificultan la correcta reposición de nutrientes y fluidos durante el entrenamiento. **Parece raro pensar que entre tanta agua el nadador necesite beber,** o comerse una barrita energética entre series, estando mojado dentro del agua. La temperatura de la piscina, generalmente menor a la de los fluidos corporales, hace que la redistribución del flujo sea más fácil. Asimismo, el ambiente frío facilita la evaporación de la gota de sudor, por lo que la termorregulación es más eficaz. Esto no

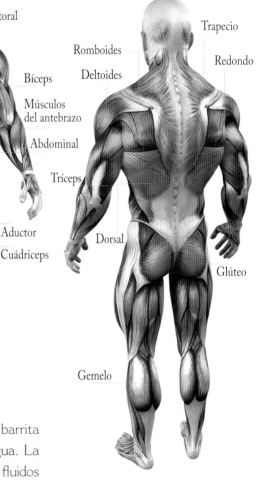

Pectoral
Bíceps
Músculos del antebrazo
Abdominal
Tríceps
Aductor
Cuádriceps

Romboides
Deltoides
Trapecio
Redondo
Dorsal
Glúteo
Gemelo

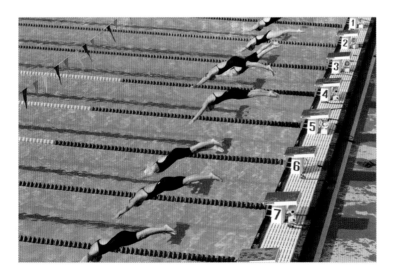

No confiemos

EN LOS AVANCES TÉCNICOS DE TEJIDOS CON MAYOR FLOTABILIDAD PARA MEJORAR. MEJOREMOS DESDE LA ALIMENTACIÓN Y EL ENTRENAMIENTO.

significa que el nadador no sude. Al realizar ejercicio sus músculos trabajan, lo que incrementa las reacciones metabólicas que aumentan la temperatura corporal como en cualquier otro deporte, pero la termorregulación es más fácil debido al entorno frío. **Como el nadador también suda, también debe rehidratarse** y como está usando los músculos, que están gastando energía, también tiene que reponer los depósitos. Es importante que los entrenadores tengan este factor en cuenta en los entrenamientos y que faciliten o permitan a los nadadores tomar líquidos o alimentos suaves durante los mismos.

La ingesta de alimentos no será nunca copiosa o pesada antes del entrenamiento y se hará al menos tres horas antes para evitar posibles molestias o problemas con la redistribución del flujo. Durante la digestión, gran cantidad de sangre va al aparato digestivo, por lo que si se practica deporte intenso durante este periodo, podría haber problemas, bien estomacales, porque no llega suficiente sangre al aparato digestivo, lo que puede producir **problemas en la digestión,** o bien calambres o lesiones musculares porque el músculo no recibe suficiente sangre para realizar la contracción correctamente. Este problema ocurre con cualquier actividad deportiva, pero en el caso de deportes en el medio acuático se ve potenciado por el medio frío, lo que provoca que parte del flujo sanguíneo vaya a la piel.

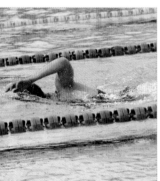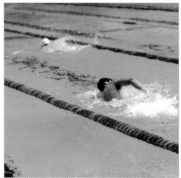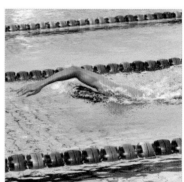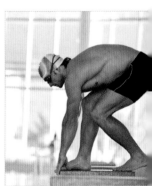

PARECE IMPOSIBLE QUE UN NADADOR pueda sudar dentro del agua, pero así es, por tanto, prestemos atención a la rehidratación.

Dieta para un nadador de resistencia (4.000 kcal)

Desayuno: 80 g de cereales, 300 ml de leche desnatada, 30 g de pasas, un vaso de zumo de naranja

Media mañana: un sándwich de pan integral de pollo con queso en lonchas bajo en grasa

Comida: ensalada de pasta con pimiento, tomate, maíz, pollo y lechuga, una pieza de fruta

Merienda: una pieza de fruta, un yogur desnatado

Cena: pescado blanco a la plancha con guarnición de patata asada, calabacín y zanahorias

ENTRENAMIENTO

Después : un mango

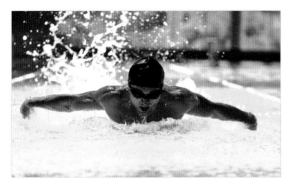
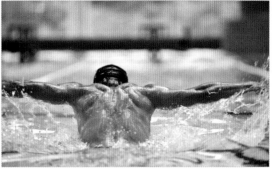

Dentro de la natación podemos diferenciar dos tipos de nadadores; **los de fondo (pruebas largas de más de cuatro minutos) y los de velocidad (pruebas cortas de hasta cuatro minutos).** A grandes rasgos, las características de ambos son similares a las de los atletas de pista. Los velocistas usan sobre todo la vía energética anaeróbica, tanto láctica como no láctica, según el tipo y duración de la prueba, cuyos metabolitos son principalmente el ATP y el glucógeno muscular; mientras que los fondistas usan la vía aeróbica, en la que las fuentes energéticas son las grasas y el glucógeno muscular y hepático.

Por tanto, la alimentación que deben seguir estos deportistas es similar a la de los atletas de su mismo tipo de prueba. La única diferencia que debemos tener en cuenta es la dificultad de los nadadores para poder ingerir líquido durante el entrenamiento. Es necesario colocar botellas con líquidos, preferiblemente que contengan carbohidratos, cerca de la piscina, de fácil acceso para el nadador, para que pueda beber regularmente.

DURANTE LOS ENTRENAMIENTOS

LARGOS, DEJEMOS EL AGUA PARA BEBER CERCA DEL BORDE DE LA PISCINA.

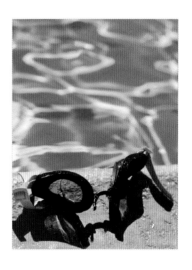

Dieta para un nadador de velocidad (3.500 kcal)

Desayuno: 60 g de muesli con yogur, 200 ml de leche desnatada, un vaso de zumo de naranja, dos tostadas integrales con aceite de oliva

Media mañana: dos piezas de fruta, un yogur desnatado

Comida: patata asada, atún en conserva al natural con guisantes, una pieza de fruta

Merienda: una pieza de fruta, un yogur desnatado

Cena: pollo asado con ensalada con aceite y vinagre y patata asada, una zanahoria

Antes de dormir: un puñado de uvas y cinco colines

ENTRENAMIENTO

Después: *crackers* y un puñado de nueces

CICLISMO

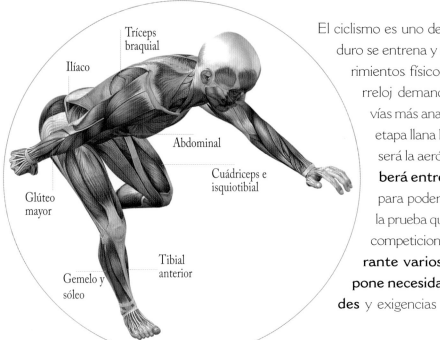

Tríceps braquial

Ilíaco

Abdominal

Cuádriceps e isquiotibial

Glúteo mayor

Tibial anterior

Gemelo y sóleo

El ciclismo es uno de los deportes en los que más duro se entrena y que tiene pruebas con requerimientos físicos más variados. Una contrarreloj demanda un aporte de energía por vías más anaeróbicas, mientras que en una etapa llana larga la vía energética principal será la aeróbica. Por eso **un ciclista deberá entrenar** ambas rutas metabólicas para poder rendir en cualquiera que sea la prueba que tenga que disputar. Algunas competiciones por etapas tienen lugar **durante varios días seguidos, lo que supone necesidades energéticas muy grandes** y exigencias fisiológicas muy variadas. El

ADEMÁS DE

UTILIZAR, QUIZÁ MÁS QUE EN NINGÚN OTRO DEPORTE, LA MUSCULATURA DE LAS PIERNAS, LOS CICLISTAS SE APOYAN EN EL TREN SUPERIOR.

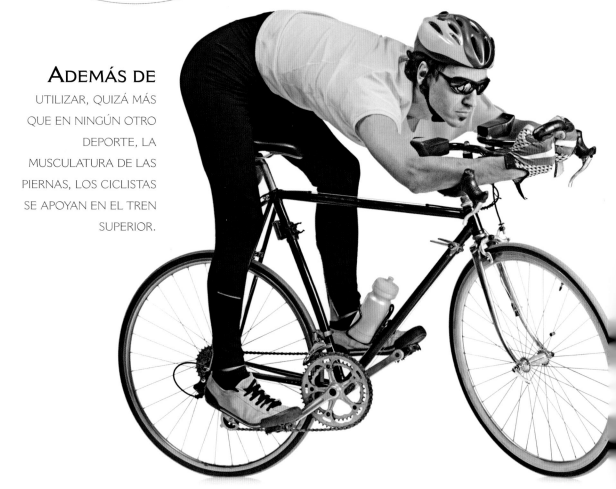

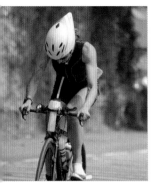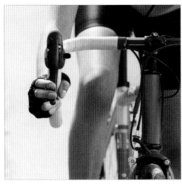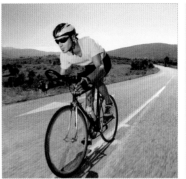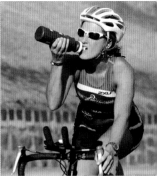

COMER Y BEBER EN CARRERA forma parte del día a día de los ciclistas.

ciclista debe entrenar tanto el sistema anaeróbico de ATP y glucógeno como el aeróbico oxidativo de grasas. El trabajo de la musculatura del miembro inferior es muy importante en este deporte. **La musculatura de las piernas de los ciclistas es impresionante**, siendo una de las de mayor hipertrofia en el mundo del deporte. Esta gran masa muscular unida a los elevados requerimientos energéticos de la actividad física hace que el ciclista tenga un gasto calórico diario muy elevado.

Debido a los largos periodos de entrenamiento sobre la bici, ocurre, en muchos casos que los ciclistas no disponen del tiempo suficiente para hacer todas las tomas necesarias con el fin de cubrir las necesidades energéticas, siendo a menudo la ingesta inferior al gasto. Por esta razón es muy importarte que **se habitúen a comer durante los entrenamientos subidos a la bici,** ya que en muchos casos es la única manera. Comer pequeñas cantidades de alimentos ricos en hidratos, así como tomar suficiente líquido, es imprescindible para asegurar un rendimiento óptimo.

Dieta para ciclistas (3.500 kcal)

Desayuno: 60 g de cereales con 200 ml de leche desnatada, un vaso de zumo de naranja, dos tostadas integrales con mermelada, cuatro galletas tipo María

Media mañana: dos piezas de fruta, un yogur desnatado

Comida: un plato de pasta con verduras frescas salteadas, pollo asado con guarnición de patatas asadas, un flan

Merienda: un plátano, un yogur desnatado

Cena: pescado a la plancha con ensalada con aceite y vinagre y patata asada, zanahoria

Antes de dormir: un puñado de uvas y tres *crackers*

ENTRENAMIENTO

Durante: 500 ml de bebida isotónica y medio mango

Después: un sándwich de pavo y queso bajo en grasa y un puñado de nueces

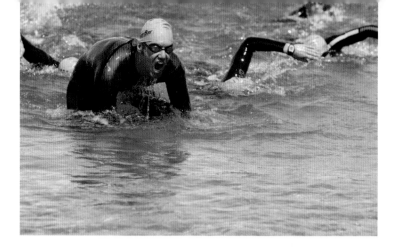

EL TRIATLÓN ES UNA DE LAS MODALIDADES DEPORTIVAS MÁS EXIGENTES, POR CONTENER TRES PRUEBAS AERÓBICAS.

TRIATLÓN

Este deporte combina tres tipos diferentes de pruebas: carrera, natación y bicicleta. Las distancias de cada prueba varían según la modalidad y el triatlón. **La modalidad olímpica consiste en 1,5 km de natación, 40 km de ciclismo y 10 km de carrera.** Otras como el ironman son 3,8 km de natación, 180 km de bici y de carrera 42,195 km (distancia de un maratón).

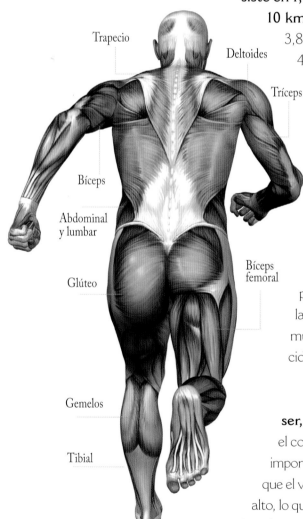

Trapecio

Deltoides

Tríceps

Bíceps

Abdominal y lumbar

Glúteo

Bíceps femoral

Gemelos

Tibial

La combinación de estos tres deportes hace del triatlón un deporte muy completo en el que se necesitan todos los músculos. La fuerza en el miembro inferior es necesaria para el ciclismo y la carrera, mientras que la fuerza en el miembro superior (brazos y espalda) se necesita para la natación. Todo esto hace del triatlón un deporte poco selectivo en lo que se refiere a las condiciones genéticas, siendo un factor mucho más importante la disciplina, la capacidad de sacrificio y el trabajo duro.

El entrenamiento de un triatleta debe ser, principalmente, de resistencia, si bien el componente de fuerza y potencia es también importante. Las exigencias de este deporte hacen que el volumen de entrenamiento semanal sea muy alto, lo que a su vez se traduce en gastos energéticos elevados.

Es muy importante que los triatletas encuentren la forma de realizar suficientes tomas de alimentos para tener un aporte energético adecuado. Como deben entrenar muchas horas, en ocasiones tienen problemas para **encontrar un buen momento para tomar un** *snack* **o un tentempié,** pero debido a los requerimientos energéticos tan grandes, o se hacen muchas tomas al día, o no se podrá aportar toda la energía diaria necesaria. Es importante que cada uno encuentre aquellos alimentos, sólidos o líquidos, que sean bien tolerados, fáciles de transportar y de comer, para llevarlos en los entrenamientos y las competiciones.

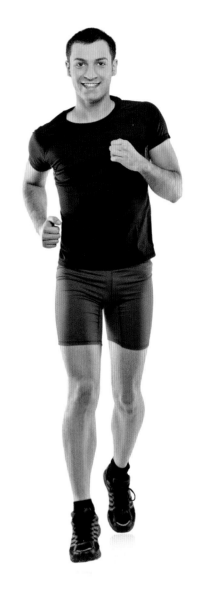

Las necesidades energéticas diarias de los triatletas **provenientes de los hidratos de carbono son mayores** que las reservas energéticas que poseen en el organismo, por lo que es de vital importancia que dichos depósitos se rellenen durante el día, lo que es aún más importante si, como es lo más habitual, se hace más de un entrenamiento al día. Asimismo, el consumo de líquidos debe ser también muy abundante para asegurar la correcta hidratación y evitar los problemas en el rendimiento que la deshidratación conlleva.

Se recomienda beber unos 200 ml cada 10 minutos, lo que supone algo más de un litro cada hora (se debe intentar perder el menor peso corporal posible). **Es aconsejable añadir carbohidratos a las bebidas para facilitar el aporte energético suficiente,** ya que es una forma de poder tomar energía durante el entrenamiento de manera fácil y sin problemas digestivos.

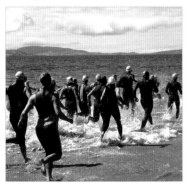
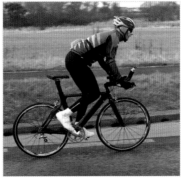
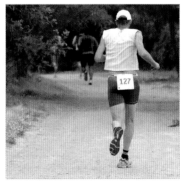

NATACIÓN, CICLISMO Y CARRERA A PIE son las tres disciplinas del triatlón y generan una gran demanda energética.

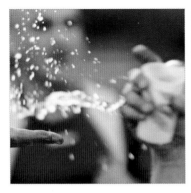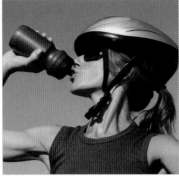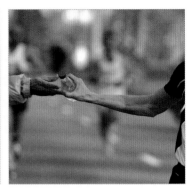

QUIZÁ SE DEBA PRESTAR más atención a la hidratación en los triatletas, ya que son pruebas caracterizadas por ser muy largas.

Mantener los niveles de hidratación y las reservas energéticas, sobre todo de las de hidratos de carbono, de manera óptima es una de las maneras más eficaces de mantener un buen rendimiento deportivo.

LOS FRUTOS SECOS SON GRANDES ALIADOS DEL TRIATLETA POR SU EXCEPCIONAL APORTE ENERGÉTICO Y SU CALIDAD NUTRICIONAL.

Si en algún momento se está entrenando más uno de los segmentos, podemos recurrir a la dieta de ese deporte en concreto (natación, ciclismo o carrera de larga distancia), pero en general hay que aumentar las calorías, proteínas e hidratos consumidos, como en cualquier deporte aeróbico de gran exigencia en cuanto a la resistencia física.

Dieta para triatlón (4.000 kcal)

Desayuno: 60 g de cereales con yogur y macedonia de frutas (manzana, plátano, uvas, pera, etc.), dos tostadas integrales con mermelada, ocho galletas tipo María, un café o una infusión

Media mañana: dos piezas de fruta, un yogur desnatado, 60 g de colines integrales

Comida: arroz con tomate frito y huevo, dos latas de atún, 50 g de pan integral de cereales, helado

Merienda: un plátano, 40 g de dátiles

Cena: revuelto de dos huevos con trigueros y champiñón, un tomate grande, tres zanahorias, 50 g de pan, un flan

Antes de dormir: un puñado de uvas y tres *crackers*

ENTRENAMIENTO

Durante: 500 ml de bebida isotónica y medio mango

Despuéso: un sándwich de jamón y queso sin grasa, un puñado de pasas y otro de almendras.

RAQUETA OUTDOOR:
TENIS, PÁDEL, FRONTÓN

Los deportes como el tenis y el pádel tienen un componente mixto anaeróbico-aeróbico, aunque la parte anaeróbica es mucho más importante en lo referente al suministro de energía. Este predominio de la vía anaeróbica hace que el consumo de carbohidratos sea un factor clave para mantener el rendimiento.

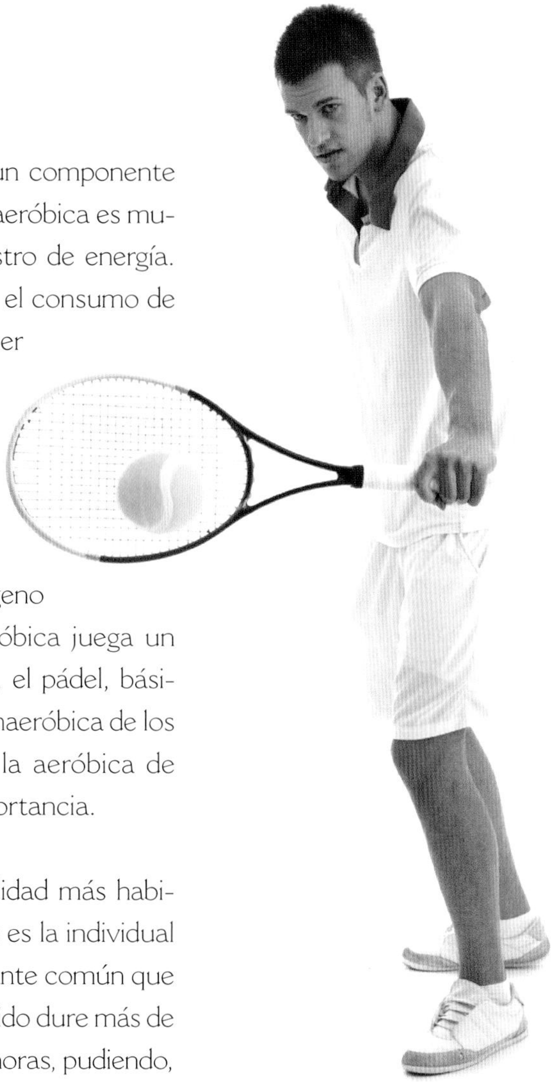

Aunque estos deportes puedan parecer similares, son muy diferentes. Mientras que el tenis tiene un componente mucho más aeróbico, donde el uso del glucógeno muscular por la vía aeróbica juega un papel muy importante, el pádel, básicamente, usa la vía anaeróbica de los fosfágenos siendo la aeróbica de muy poca importancia.

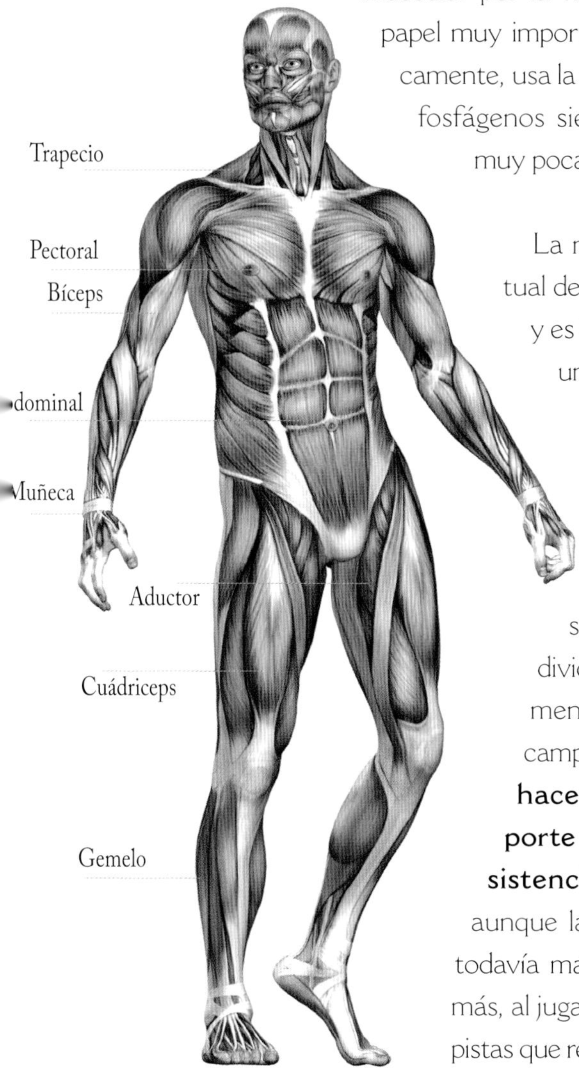

La modalidad más habitual de tenis es la individual y es bastante común que un partido dure más de dos horas, pudiendo, incluso, sobrepasar las cinco horas. El hecho de que normalmente se juegue de forma individual, unido a las dimensiones mayores del campo, respecto al pádel, **hace del tenis un deporte mucho más de resistencia que el pádel,** aunque la fuerza siga siendo todavía más importante. Además, al jugarse al aire libre sobre pistas que reflectan mucho el ca-

Trapecio

Pectoral

Bíceps

dominal

Muñeca

Aductor

Cuádriceps

Gemelo

LA MUSCULATURA
DEL TENISTA ES BASTANTE COMPLETA EN SU DESARROLLO, YA QUE AFECTA AL TREN SUPERIOR E INFERIOR CASI EN LA MISMA MEDIDA.

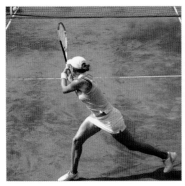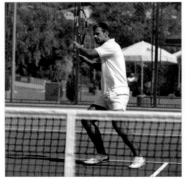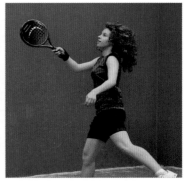

CUALQUIER PRÁCTICA DE RAQUETA exige aprovechar los intervalos entre juegos para rehidratarse y recuperar la energía perdida.

lor y suben aún más la temperatura ambiente, las condiciones climáticas son un factor clave.

Entrenamientos o partidos en ambientes calurosos acentúan más los problemas de deshidratación. Las demandas energéticas a costa de los hidratos de carbono son muy elevadas, por lo que es muy importante que los tenistas incluyan en sus entrenamientos y competiciones, de forma habitual, el consumo de hidratos de carbono, tanto sólidos como líquidos, para ir reponiendo las pérdidas en los depósitos musculares.

La estructura de un partido de tenis normal tiene pausas naturales entre juegos y sets, lo que facilita poder comer y beber. Esto hace que, por lo general, los tenistas no tengan problemas graves de deshidratación, siendo uno de los deportes donde menos problemas se da en el rendimiento por falta de líquidos o fuentes energéticas durante las competiciones. Aun así, los tenistas no deben descuidar las tomas y deben acostumbrarse a beber y comer pequeñas cantidades desde el principio del partido o del entrenamiento. Esto les llevará a tener mejor rendimiento y **mayor fuerza en los golpes al final de un partido**, especialmente si este ha sido largo y duro.

El pádel es un deporte de cooperación en el que el individualismo no cuenta, pues se basa en que varios compañeros jueguen contra otros dos. Ambas parejas deben coordinarse y entrenar juntos para lograr sus objetivos, siendo deseable que su constitución física sea similar o complementaria (de modo que las debilidades de uno son el punto fuerte del otro y viceversa). En lugar de raqueta, se utiliza una paleta y la pista está encajada entre paredes con forma de «U». Existe la modalidad de pádel uno contra uno, pero es poco frecuente. Es un deporte de raqueta agresivo y duro que demanda un gasto energético grande.

Parecido en cierto modo al pádel es el frontón, en el que varios jugadores se sitúan en una superficie rectangular rodeada de paredes excepto en uno de sus lados, en la que la misma pared ejerce de superficie de juego y rebote. Existen varias modalidades, desde la pelota mano (sin raqueta), la pala corta o el frontenis, hasta la cesta punta y la pelota vasca, muy peculiares y que solo se practican regionalmente. El esfuerzo muscular de carrera incluye también el del tren superior a la hora de golpear la pelota, la coordinación y el estado de alerta permanente, que necesita una ingesta calórica bastante grande. En resumen podemos decir que los tres deportes de raqueta outdoor reclaman un incremento de hidratos de carbono y líquidos constantes.

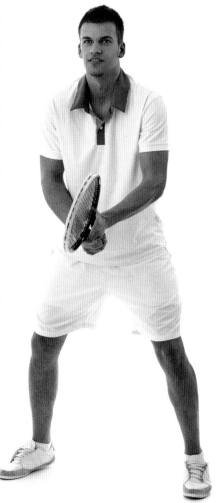

Dieta para tenis, pádel y frontón (3.500 kcal)

Desayuno: 60 g de cereales con yogur, un vaso de zumo de frutas natural, dos tostadas integrales con mermelada, café o infusión

Media mañana: dos piezas de fruta, un trozo de queso bajo en grasa, 60 g de colines integrales

Comida: crema de verduras, una rodaja de salmón a la plancha, 50 g de pan integral de cereales, un helado

Merienda: un plátano, 40 g de dátiles

Cena: un vaso de gazpacho, un revuelto de dos huevos con pimientos rojos y verdes, un tomate grande, tres zanahorias, 50 g de pan, un flan

Antes de dormir: dos higos y tres *crackers*

ENTRENAMIENTO

Durante: 500 ml de bebida isotónica y medio mango

Después: un sándwich de jamón y queso bajo en grasa, un puñado de pasas y un puñado de almendras

RAQUETA INDOOR:
SQUASH, PIMPÓN, BÁDMINTON

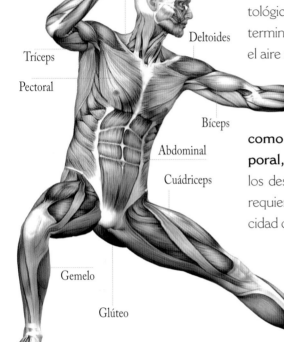

Trapecio

Deltoides

Tríceps

Pectoral

Bíceps

Abdominal

Cuádriceps

Gemelo

Glúteo

Los deportes de pala y raqueta que se juegan en pista cubierta tienen la ventaja de que no dependen de las condiciones climatológicas y de que la temperatura ambiental no es un factor determinante, pues se regula externamente con la calefacción o el aire acondicionado. Esto beneficia a los jugadores en lo referente a la regulación térmica al facilitarles la transpiración. No obstante, **deportes de gran intensidad como el squash, aumentan mucho la temperatura corporal,** por lo que la sudoración es muy abundante. En el pimpón los desplazamientos son muy cortos, aunque muy rápidos, y requieren de gran control y precisión. La concentración y velocidad de reacción son básicas.

La fuente energética principal son el ATP y el glucógeno. El primero para los movimientos rápidos, cortos y explosivos, como un paso largo lateral para llegar a una pelota; y el segundo como metabolito energético secundario que abastecerá a los músculos durante todo el juego. En el squash, sin embargo, los desplazamientos son más largos, aunque siguen siendo cortos y explosivos (*sprints* de hasta 10 m a velocidad máxima). En este deporte **se alternan las carreras cortas y rápidas con momentos en los que podemos golpear la pelota con facilidad** y sin apenas desplazarnos, aunque el jugador deberá mantenerse en estado activo y alerta durante todo el tiempo de juego, preparado para reaccionar ante cualquier pelota que le envíe su contrincante. Las personas que juegan al squash como *hobby* suelen jugar entre 30 y 60 minutos, lo que es un tiempo lo suficientemente largo como para que la vía energética a costa del glucógeno sea muy importante, tanto en ausencia de oxígeno como en presencia del mismo. Por eso, las personas que juegan al squash deberán comer suficientes hidratos de carbono para tener las reservas llenas y deberán reponer las pérdidas de agua bebiendo abundante líquido tanto antes, como durante y después del partido. Por su parte, **el**

EL BÁDMINTON

ES EL ÚNICO DEPORTE DE RAQUETA INDOOR EN EL QUE SE JUEGA CON MENOS VELOCIDAD, AUNQUE TAMBIÉN TIENE NECESIDADES NUTRICIONALES PARECIDAS.

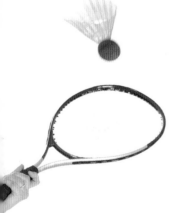

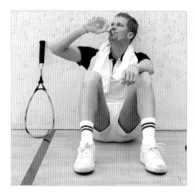
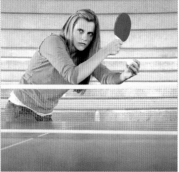
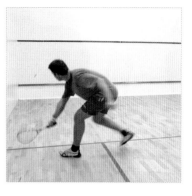

ES FUNDAMENTAL
rehidratarse durante la
práctica deportiva.

bádminton es bastante similar al squash en lo que se refiere a tipo de trabajo y de fuente energética. Se combinan las carreras cortas y rápidas con momentos de menor intensidad en función de las jugadas. En general, en los tres deportes el trabajo del tren inferior tiene igual importancia al del tren superior, ejercitando el cuerpo de forma global, lo que hace que el gasto calórico sea elevado. **El squash es el deporte que más calorías consume por hora, unas 1.000 cal**. El bádminton también consume bastante calorías, unas 450 cal, mientras que el pimpón solo gasta unas 300 cal. El aporte calórico será adecuado según el gasto para mantener la masa magra o crear nueva en momentos concretos. Los líquidos ingeridos serán abundantes para evitar problemas de deshidratación y reducciones en el rendimiento o fatigas crónicas. **Debemos educar a los jugadores**, tanto profesionales como *amateurs*, **en beber regularmente.**

Dieta para squash, pimpón y bádminton (3.000 kcal)

Desayuno: 60 g de cereales con yogur, dos tostadas integrales con mermelada, un café o una infusión

Media mañana: dos piezas de fruta, 60 g de colines integrales

Comida: arroz con verduras salteadas y pollo, 50 g de pan integral de cereales, un flan

Merienda: un plátano, 40 g de pasas

Cena: guisantes con atún en aceite de oliva, un tomate grande, una zanahoria, 50 g de pan

Antes de dormir: un puñado de uvas

ENTRENAMIENTO

Durante: 500 ml de bebida isotónica y un plátano

Después: un sándwich de jamón y queso bajo en grasa y un puñado de almendras

FITNESS: MUSCULACIÓN

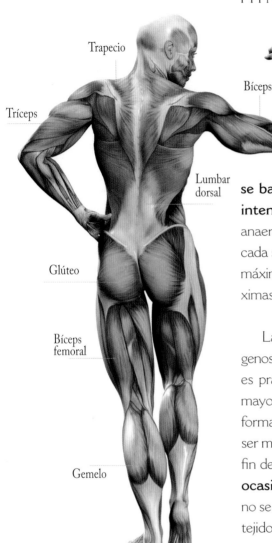

Trapecio

Bíceps

Tríceps

Lumbar dorsal

Glúteo

Bíceps femoral

Gemelo

También conocido como *bodybuilding* o culturismo es un deporte que consiste en definir al máximo cada músculo del cuerpo, reduciendo la materia grasa(sobre todo la subcutánea) a la mínima expresión posible para que no enmascare los músculos y estos se marquen y definan lo máximo que se pueda. **El entrenamiento del culturista se basa, principalmente, en repeticiones cortas y muy intensas** con bastante peso, por lo que el trabajo es básicamente anaeróbico y nada aeróbico. El tiempo normal de trabajo por cada serie es de entre 15 segundos a un minuto y medio, como máximo. Se trabaja normalmente con cargas cercanas a las máximas, por lo que la intensidad es muy elevada.

La vía energética fundamental es la anaeróbica de los fosfágenos, y en segundo lugar el glucógeno muscular. La vía aeróbica es prácticamente descartable. El aporte energético debe ser mayor que el gasto para poder usar ese exceso de energía en formar nuevo músculo, así como la ingesta de proteínas debe ser muy alta para proporcionar al cuerpo la materia necesaria a fin de crear ese músculo nuevo. **Los culturistas toman, en ocasiones, hasta 4 g de proteína por kilo de peso,** aunque no se han demostrado mejoras significativas en la formación de tejido muscular por encima de 2,2 g/kg de peso.

Una práctica muy habitual entre este grupo de deportistas es ingerir una gran **cantidad de proteínas en la dieta, en forma de pollo, carnes magras, atún o claras de huevo** y, además, hacer varias tomas al día de suplementos de aminoácidos o proteicos, lo que, por lo general, hace que el consumo diario total de este principio inmediato esté muy por encima de las necesidades diarias en relación con el peso corporal. Dentro de este grupo de deportistas es donde más comúnmente se dan problemas graves con los hábitos nutricionales y donde la información que circula tiene menor evidencia científica. Está claro que para estar en un proceso metabólico anabólico; es decir, de formación de nuevo tejido, hay que tener un balance energético positivo y comer más de lo que se gasta. A su vez, para formar

ES MUY HABITUAL QUE LOS CULTURISTAS RECURRAN A SUPLEMENTOS PARA FORMAR MÁS MÚSCULO, SI BIEN LOS EFECTOS A VECES NO ESTÁN CLAROS O RESULTAN INCLUSO NEGATIVOS.

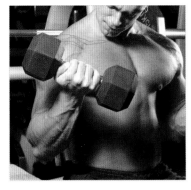 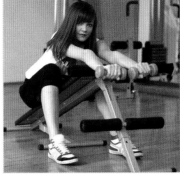 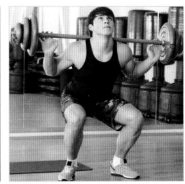

EL ENTRENAMIENTO DEL CULTURISTA se basa en repeticiones cortas y muy intensas con bastante peso, por lo que el trabajo es básicamente anaeróbico y nada aeróbico.

tejido muscular, se necesitan proteínas que aporten la materia prima necesaria para el cuerpo. Pero **el entrenamiento y la fisiología humana tienen unos límites.** Pasados esos límites, el exceso de calorías o proteínas no tendrá ningún beneficio extra: 2 g de proteínas por kilo de peso es más que suficiente para la formación de nuevo tejido muscular. Debido a que los culturistas tienen un peso corporal alto, el aporte de proteínas diarias resulta también elevado, pero el 60% del total del aporte energético debe seguir proviniendo de los hidratos de carbono.
Dicho aporte calórico deberá ser en torno a las **500 cal/día**, aporte mayor al gasto para poder aumentar el peso magro.

Es relativamente fácil conseguir los requerimientos nutricionales de los culturistas simplemente con una dieta adecuada.

Dieta para musculación (3.500 kcal)

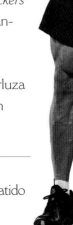

Desayuno: 90 g de atún en aceite de oliva, dos tostadas integrales con mermelada, 250 ml de leche desnatada, ocho galletas tipo María, un plátano

Media mañana: una manzana, un yogur desnatado, tres *crackers*

Comida: acelgas con patata cocida, pechuga de pollo a la plancha, 100 g de pan integral de cereales, un helado

Merienda: un plátano, 50 g de pasas

Cena: revuelto de dos huevos con gambas, cebolla y ajo, merluza a la plancha, un tomate grande, tres zanahorias, 50 g de pan

Antes de dormir: un tazón grande de leche desnatada

ENTRENAMIENTO

Durante: un plátano, 50 g de pasas

Después: un sándwich de pavo y queso bajo en grasa, un batido lácteo y un puñado de almendras

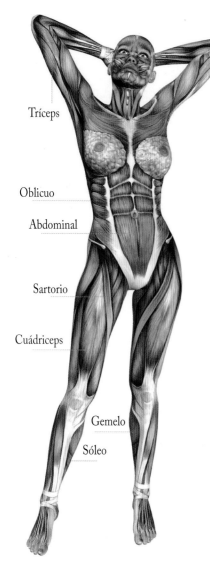

Tríceps

Oblicuo

Abdominal

Sartorio

Cuádriceps

Gemelo

Sóleo

FITNESS AERÓBICO: AERÓBIC, STEP, CARDIOBOX

En la década de los 70 se puso muy de moda la práctica del aeróbic (actividad aeróbica de aproximadamente una hora de duración en la que se mezclan movimientos de intensidad baja **con coreografías fáciles de técnica no muy complicada y algún ejercicio de tonificación**). Esta modalidad de actividad física tuvo mucho tirón por ser muy amena y divertida, al introducir pasos coreografiados y música marchosa y actual. Posteriormente, se fue innovando buscando otras alternativas que dieran variedad a las clases, desarrollando nuevos materiales y tendencias como fue, en su momento, en los años 90, el step (modalidad de aeróbic en la que hay una plataforma rectangular de altura regulable de la que se sube y se baja según una coreografía concreta), o como hoy en día, **el cardiobox, combat o tae bo, que son adaptaciones al aeróbic de los deportes de lucha** y combate como son el boxeo, el taekwondo, el kickboxing, etc.

Todas estas variedades tienen en común que son básicamente un trabajo aeróbico de aproximadamente una hora de duración que se divide en un calentamiento corto, seguido de una parte de trabajo estructurada normalmente en tres bloques en la que se aprende y trabaja una coreografía, para acabar con una vuelta a la calma y estiramientos. **En clases de 60 minutos, lo normal es que el bloque de trabajo aeróbico dure unos 45 minutos.** La idea durante la parte central es trabajar a intensidad moderada, sin grandes descansos, a la vez que se estimulan la memoria y la coordinación al tener que aprender una coreografía. **Las personas que practican aeróbic suelen estar apuntadas a un gimnasio** que oferta este tipo de actividades cierto número de veces por semana y a las cuales el usuario puede ir siempre que quiera sin tener que elegir un horario o un grupo.

También es muy normal apuntarse a polideportivos o a actividades extraescolares en las que el horario es fijo (dos o tres días a la semana a una hora concreta). Tanto en una como en otra opción, lo habitual son unas dos o tres horas a la semana.

EL ESTÍMULO

MUSICAL Y GRUPAL ES PROBABLEMENTE EL GANCHO QUE EXPLICA EL ÉXITO DE ACTIVIDADES DEPORTIVAS COMO EL AERÓBIC.

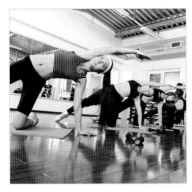 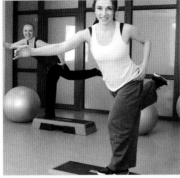 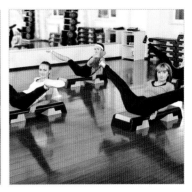

EL PERFIL NUTRICIONAL del usuario de aeróbic no es muy diferente del de cualquier persona activa.

Al ser una **actividad de intensidad no muy alta, se consumen unas 350 cal/h,** lo que no se considera mucho. Por lo general, las personas que practican aeróbic tienen como principal objetivo la pérdida de peso y el ponerse un poco en forma, por lo que el aeróbic les puede ayudar a aumentar el gasto calórico semanal; pero para que el programa sea efectivo deberá ir siempre acompañado de una dieta.

La vía metabólica fundamental es la de las grasas, lo que se pretende mantener para reducir el peso, por lo que la dieta no debería ser muy diferente a la de una persona activa normal. Si el objetivo es la reducción de peso, bastaría con mantener las pautas nutricionales normales y reducir en unas 500 cal la ingesta diaria en relación al gasto.

Dieta para aeróbic (2.500 kcal)

Desayuno: un vaso de zumo de naranja, dos tostadas integrales con mermelada y dos huevos revueltos

Media mañana: un plátano y 30 gramos de almendras

Comida: ensalada de pasta con frijoles, un pimiento y un tomate, aliñada con aceite y vinagre, tres mandarinas

Merienda: una barrita de cereales

Cena: un filete de ternera a la plancha con ensalada al gusto y un yogur

Antes de dormir: medio mango y leche con cereales

ENTRENAMIENTO

Durante: zumo de frutas o cualquier bebida isotónica y agua

Después: un sándwich de pavo y queso bajo en grasa

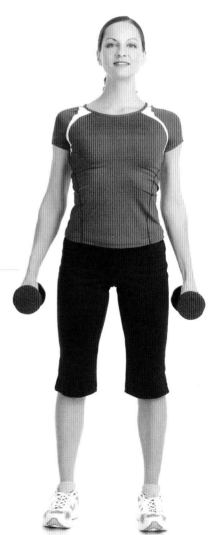

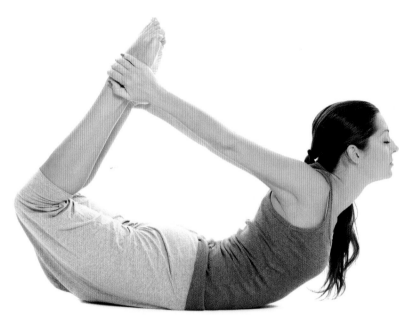

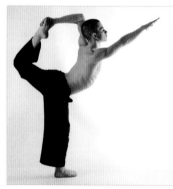

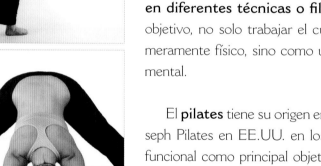

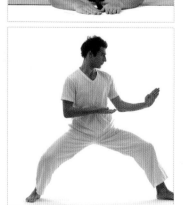

FITNESS CUERPO Y MENTE: PILATES, YOGA, TAICHI

En las últimas décadas se ha producido un *boom* en la práctica de estas actividades que cada vez tienen más adeptos. **Basadas en diferentes técnicas o filosofías** buscan como principal objetivo, no solo trabajar el cuerpo desde un punto de vista meramente físico, sino como una combinación con el trabajo mental.

El **pilates** tiene su origen en una técnica que desarrolló Joseph Pilates en EE.UU. en los años 50 con la rehabilitación funcional como principal objetivo. Pilates buscaba desarrollar una técnica que corrigiera los problemas funcionales, mejorara la postura corporal y trabajara la fuerza corporal y la flexibilidad. Con un trabajo corporal consciente, en el que la respiración juega un papel muy importante, se busca una mejora global tanto a nivel de ganancia de fuerza, liberación de estrés, como a una corrección postural que nos permita enfrentarnos al día a día sin dolores de espalda.

El **yoga**, por otro lado, es una disciplina físico-mental que se originó 3.000 años antes de Cristo en la India y que tiene un acusado componente religioso, siendo en el caso del Hinduismo, una de sus seis doctrinas. **En Occidente, mucha gente lo**

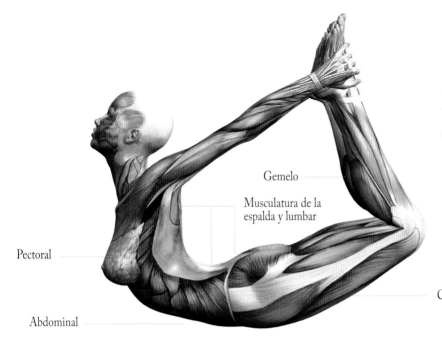

Pectoral

Abdominal

Gemelo

Musculatura de la
espalda y lumbar

Cuádriceps

EL FITNESS CUERPO-
MENTE es una
filosofía de bienestar
global ante la vida.

practica por sus beneficios tanto en el cuerpo como en la mente, aunque en muchos casos no hay detrás ninguna connotación religiosa.

El **taichi** es un arte marcial originario de China, muy extendido por todo el mundo en la actualidad. Debido a **sus movimientos fluidos y a la parte de meditación** que lleva asociada, se considera cada vez más como una forma de gimnasia y kinesiología, por lo que en muchos casos ha perdido su función de lucha.

Todo este tipo de actividades llevan muy unido el trabajo físico con el mental. El objetivo principal es la unión de estas dos partes en busca de la armonía, más que el trabajo físico en sí. Todo esto hace que los requerimientos energéticos no sean demasiado elevados ni que las necesidades de glucógeno sean muy grandes. Una alimentación sana y equilibrada con el aporte de verduras y frutas adecuado manteniendo bajas las grasas es suficiente para cubrir las necesidades.

Dieta para fitness: pilates, yoga, taichi (2.000 kcal)

Desayuno: un bol de muesli con yogur, un zumo de naranja e infusión

Media mañana: una manzana y un trozo de queso bajo en grasa

Comida: lentejas estofadas, un bol de uvas

Merienda: una naranja y un yogur

Cena: patata asada con salsa de yogur, ensalada aliñada, dos kiwis

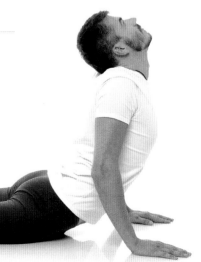

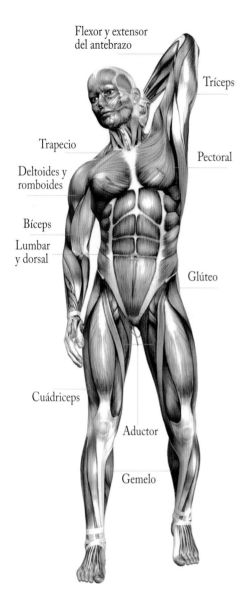

Flexor y extensor del antebrazo

Tríceps

Trapecio

Pectoral

Deltoides y romboides

Bíceps

Lumbar y dorsal

Glúteo

Cuádriceps

Aductor

Gemelo

UN PROFANO

TENDERÁ A PENSAR QUE
EL GOLFISTA APENAS
CONSUME CALORÍAS,
PERO SU DIETA DEBERÍA
CUBRIR NECESIDADES
ENERGÉTICAS MAYORES
DE LAS ESPERADAS.

GOLF

El golf tiene su origen en Irlanda en el siglo XV, cuando los pastores se entretenían golpeando cantos rodados con un palo hasta introducirlos en un agujero. Con el tiempo se fue perfeccionando la técnica hasta la situación actual. La creencia general es que el golf no precisa de una condición física muy buena, ya que solo se camina y se golpea la bola. Pero nada más lejos de la realidad. **Cada vez los golfistas se van dando más cuenta de la importancia de trabajar la condición física** para mejorar su nivel de juego y su rendimiento, así como para prevenir y recuperar lesiones.

La intensidad del *swing* (golpe de salida de cada hoyo) es muy grande y cada vez mayor debido a que en la actualidad los campos se diseñan con distancias muy grandes. En el *swing* están implicados más de 60 músculos y 13 articulaciones, trabajando algunos de ellos a una intensidad máxima. **Asimismo, jugar al golf supone un esfuerzo cardiovascular, respiratorio, mental y muscular.** Se estima que un jugador puede caminar entre 8 km y 10 km en un recorrido, lo que supone un gasto calórico de unas 1.000 cal, a lo que habrá que añadirle un 10% si el golfista lleva encima su bolsa de palos.

Durante una sesión de entrenamiento, un golfista puede dar unos **300 golpes, o alrededor de 50 para terminar un recorrido completo en una competición.** Debido a que el *swing* es un movimiento de mucha potencia que se realiza solo hacia un lado, se deben incluir en la preparación física ejercicios compensatorios. El trabajo del centro; es decir, la pared abdominal y la zona lumbar debe ser una parte básica del entrenamiento de un golfista, ya que se ha observado un índice alto de lesiones tanto en jugadores *amateurs* como en profesionales. **La tensión a la que se ven sometidas estas partes** de manera repetitiva, tanto a nivel muscular

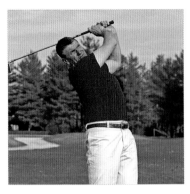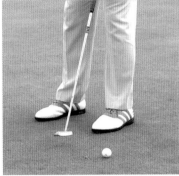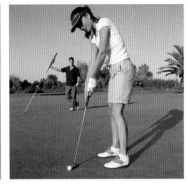

NO SOLO SE DEBEN ALIMENTAR los músculos para obtener rendimiento deportivo; también para prevenir lesiones.

como articular, **hace necesario tener un tono muscular alto.** Si el golfista se encuentra en un estado de forma física buena tendrá un mayor rendimiento, lo que le permitirá aguantar mejor el recorrido, llegando a los últimos hoyos en mejores condiciones, tanto físicas como mentales.

Las necesidades energéticas en el golf varían según el momento del juego. Durante el *swing* o golpes largos, de gran intensidad, el trabajo muscular es grande. **Son movimientos explosivos, de muy corta duración, que requieren mucha fuerza,** por lo que la fuente energética principal será el ATP. Como para desplazarse de hoyo a hoyo en el golf hay que caminar a paso rápido, ya que si no, se **puede retrasar el ritmo del juego,** el organismo recurrirá a la vía aeróbica, oxidando, si puede, grasas. En los golpes menos intensos, se recurrirá el glucógeno muscular oxidado aeróbicamente.

Todo esto nos lleva a la conclusión de que la dieta de un golfista debe contener una cantidad apropiada de **proteínas (1,2 g/kg - 1,4 g/kg de peso)** para asegurarse la cantidad necesaria de creatina (para formar ATP) y un aporte suficiente de hidratos de carbono para disponer de la energía necesaria y no degradar masa magra.

Dieta para golf (3.000 kcal)

Desayuno: un bol de cereales con leche desnatada y pasas, un zumo de naranja

Media mañana: un sándwich de jamón serrano sin tocino

Comida: un filete de pechuga de pavo, 60 g de pan integral, ensalada aliñada

Merienda: 100 g de fresas y un yogur desnatado

Cena: filete de merluza a la plancha con patata cocida, calabacín y una zanahoria, dos piezas de fruta

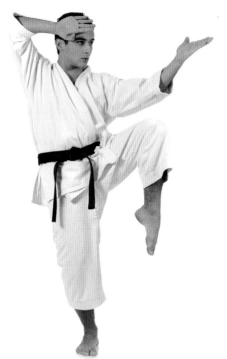

ARTES MARCIALES Y DEPORTES DE COMBATE: KÁRATE, JUDO, TAEKWONDO

Existen numerosas artes marciales con reglas muy diferentes y filosofías y objetivos muy variados. La mayoría provienen de Asia y a menudo combinan la defensa personal con la lucha y el combate. En Occidente las más practicadas y conocidas son las tres seleccionadas, aunque la variedad es enorme y cada vez se practican más otras modalidades.

El **kárate** usa ataques y golpes directos, penetrantes, generalmente rectos y potentes con gran uso de la intención emocional (*ki*), y una alineación corporal precisa. Se utilizan diferentes partes del cuerpo para golpear, como las manos (canto, palma, dedos o nudillos), los pies (talón, canto externo, planta, base o punta de los dedos), los codos, las rodillas o la cabeza. Los Katas (formas de defensa) son esquemas rítmicos y rígidos que se repiten hasta lograr una ejecución precisa. Las cualidades físicas básicas son la rapidez, agilidad y la coordinación. **El karateca necesita mucha fuerza para realizar los movimientos con precisión y velocidad, y poder así derribar a su contrincante.** El tipo de trabajo muscular es básicamente anaeróbico, usando como vía energética el ATP y el glucógeno muscular. El aporte de carbohidratos será adecuado para mantener los depósitos musculares llenos, y el consumo de líquidos será suficiente para evitar la deshidratación y reponer las pérdidas por sudor en los entrenamientos y competiciones.

Deltoides y romboides

Trapecio

Músculos del antebrazo

Abdominal

Bíceps

Pectoral

Tríceps

Cuádriceps

Gemelo y sóleo

El **judo** es un arte marcial que deriva del jiu-jitsu japonés, y trabaja los barridos, estrangulaciones y llaves. En judo no se incluyen golpeos, bloqueos ni patadas, a diferencia del kárate. El yudoca **debe tener gran fortaleza física para poder derribar a su oponente.** Junto a una buena técnica, táctica y una buena cabeza, la masa corporal, y específicamente la masa muscular, son imprescindibles para el éxito en este deporte.

El **taekwondo** surgió en Corea hace muchos siglos como forma de defensa frente al ataque de animales salvajes, y **se fue desarrollando como forma de mejora de la salud** y, posteriormente, como arte marcial y deporte en el que se implican todas las partes del cuerpo con una función tanto de defensa como de ataque. **La velocidad, la precisión, la fuerza o la flexibilidad** son algunas de las cualidades físicas básicas.

En todos estos deportes la fuente energética por excelencia es el glucógeno muscular y en los casos de movimientos rápidos de gran intensidad y cortos, el ATP. **Todos estos deportistas deben consumir suficientes carbohidratos para tener unas reservas musculares adecuadas.** En los deportes de combate y en las artes marciales, a la hora de competir, se distribuyen las categorías de competición por peso corporal. Competir en una categoría en la que el deportista se encuentra en el límite de peso por arriba, le da ventaja frente a un contrincante de la misma categoría cuyo peso está justo en el límite por abajo. Esto lleva, en muchos casos, a que los deportistas se sometan a estrictas dietas para perder peso justo antes de una competición, y poder entrar así en una categoría inferior.

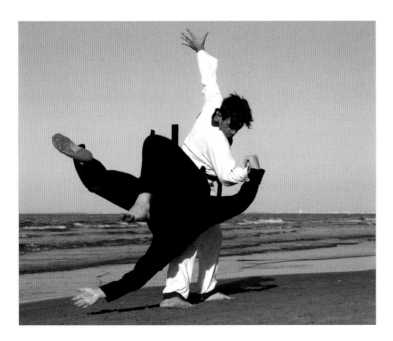

KÁRATE, JUDO Y TAEKWONDO

TIENEN EN COMÚN LA NECESIDAD DE FUERZA, FLEXIBILIDAD Y COORDINACIÓN FÍSICAS. EL HECHO DE COMPETIR POR CATEGORÍA DE PESO CORPORAL HACE DE LA DIETA UN PILAR IMPORTANTE EN LAS ARTES MARCIALES.

Es muy habitual que recurran a dietas hipoglúcidas (muy bajas en hidratos de carbono) y a la deshidratación, para perder volumen corporal de manera rápida. Esto lleva a un vaciamiento de las reservas musculares de glucógeno con la consiguiente reducción del rendimiento deportivo.

Si un deportista quiere perder peso para tener un beneficio frente a su oponente y la forma de conseguirlo es vaciarse de glucógeno, lo que le llevará a una disminución del rendimiento, no conseguirá el objetivo, o incluso se perjudicará.

Si se pretende perder peso para entrar en un categoría inferior, lo conveniente es hacerlo a costa de la grasa, manteniendo los depósitos musculares llenos. **Para eso, deberemos planear y prever la reducción de peso** que buscamos para hacerlo de manera coherente y con el suficiente tiempo, sin una reducción drástica en la ingesta de hidratos de carbono y bebiendo suficientes líquidos.

Dorsal

Isquiotibiales

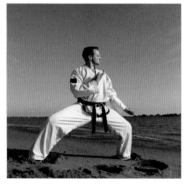 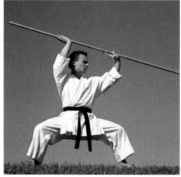 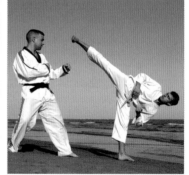

UNA DIETA RICA EN CARBOHIDRATOS y baja en grasas es ideal para el deporte de combate.

■ Dieta para artes marciales (3.000 kcal)

Desayuno: dos tostadas con queso de untar, dos vasos de leche desnatada, un puñado de pasas, un zumo de naranja

Media mañana: una barrita energética

Comida: pasta cocida con salsa de tomate y queso rallado, ensalada aliñada, 50 g de pan

Merienda: un puñado grande de dátiles y uno pequeño de nueces

Cena: pollo asado con patatas, una pieza de fruta

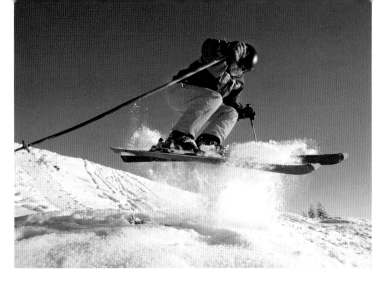

LA DURACIÓN

DE LOS DEPORTES DE
DESLIZAMIENTO A NIVEL
AMATEUR ES TAN
PROLONGADA QUE, A PESAR
DE LOS DESCANSOS, SE
RECOMIENDA SEGUIR UNA
DIETA ENERGÉTICA.

DEPORTES DE DESLIZAMIENTO: PATINAJE, ESQUÍ, SNOWBOARD, MONOPATÍN

En la modalidad de **patinaje artístico sobre hielo** el componente estético juega un importante papel. Los patinadores deben realizar figuras, saltos y giros de gran complejidad técnica que requieren mucha explosividad y potencia muscular, sobre todo en las piernas. En las competiciones de patinaje cada patinador realiza dos programas; uno corto (de duración máxima de dos minutos y medio) y uno largo (de duración máxima de cuatro minutos y 10 segundos). En el corto hay elementos de ejecución obligatoria mientras que el largo es libre. En los programas, los patinadores deben combinar continuamente los movimientos de fuerza explosivos con partes de menos intensidad donde se hacen deslizamientos, o una parte más artística o bailada de componente más aeróbico.

El tipo de trabajo en el patinaje es prioritariamente anaeróbico, ya que la duración de los programas no supera los cuatro minutos, aunque el componente aeróbico es también importante para aguantar todo el programa largo sin disminuir el rendimiento. Debido a esto, es muy importante que el aporte de carbohidratos sea el adecuado para que los depósitos musculares de glucógeno estén llenos y se rellenen tras una competición o entrenamiento. Como el patinaje tiene un componente artístico muy importante, la presencia de los patinadores influirá en la nota final.

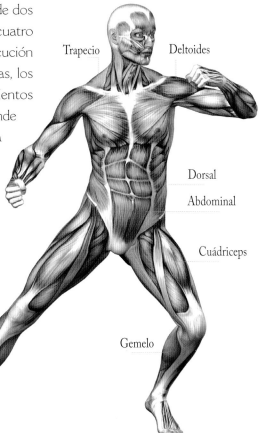

Trapecio

Deltoides

Dorsal

Abdominal

Cuádriceps

Gemelo

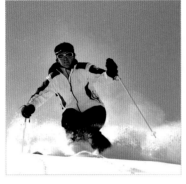
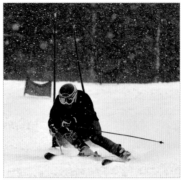
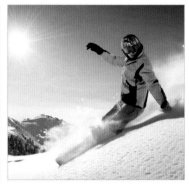

FUERZA PARA

REALIZAR DESCENSOS, SALTOS O FIGURAS SON LAS DEMANDAS MUSCULARES DEL ESQUÍ Y EL SNOWBOARD.

Una buena figura y un cuerpo proporcionado nos ayudará, no solo facilitando la ejecución de saltos y elevaciones (en la modalidad de parejas), sino también en la puntuación de la parte artística.

Por este motivo, los patinadores, sobre todo las chicas, a menudo restringen la dieta para mantener una figura delgada. Al igual que sucede con las gimnastas o bailarinas hay que encontrar la manera de llevar una dieta equilibrada, baja en grasa, pero que aporte los nutrientes, carbohidratos y energía necesarios para que los deportistas puedan entrenar y competir al máximo rendimiento. Debido a la gran dependencia del ATP como fuente energética (en los saltos y elevaciones), **los patinadores deberán consumir una cantidad suficiente de carnes** para asegurarse el aporte de creatina. En el caso de los vegetarianos, es básico ingerir una cantidad suficiente de proteínas y energía para poder sintetizar la creatina de manera endógena. Como la modalidad de danza es menos explosiva, predominando el componente aeróbico, las necesidades de fosfocreatina son menores, necesitándose más el glucógeno muscular.

El **esquí alpino** se ha vuelto muy popular en las últimas décadas. Cada vez son más las personas que utilizan algunos días de sus vacaciones para irse a esquiar. **El esquí y el snowboard** son deportes complejos que requieren una técnica depurada y una excelente forma física. En el caso de la práctica recreativa; es decir, como ocio, se suele pasar el día entero en las pistas (las estaciones de esquí abren de nueve de la mañana a cinco de la tarde). Aunque se realicen paradas, son muchas horas las que se está con los esquís o la tabla puestos. Debido a la estructura de estos deportes, donde solo se esquía en bajada, se hacen continuas pausas en los ratos en los que se toman los remontes, que sirven de descansos obligados, ideales para recuperar los músculos. **El trabajo muscular principal en estos deportes es anaeróbico.** Los músculos, sobre todo en piernas y tronco, realizan movimientos que requieren mucha fuerza, velocidad, explosividad y coordinación. Las bajadas de esquí no suelen durar más de cinco minutos (en competición aún menos), pero a una intensidad máxima.

La fuente energética por excelencia es el ATP y el glucógeno muscular degradado principalmente por vía anaeróbica. Los esquiadores profesionales deben tener un tono muscular excelente para poder hacer las bajadas a gran velocidad. **El consumo de proteínas en la dieta debe ser adecuado**, según el peso corporal, (1,8 g/kg de peso) y preferiblemente provenientes de carnes magras. Los carbohidratos supondrán, al menos, el 65% del total energético y el consumo de grasas será moderado. Como para cualquier deporte, la ingesta de líquidos debe ser adecuada y regular. Tanto en el caso del patinaje como en el del esquí, **el aporte de líquidos y carbohidratos durante el entrenamiento es muy fácil,** ya que las pausas de los remontes en el esquí y la fácil accesibilidad en el patinaje hacen que el consumo de bebidas no sea un problema. Es importante concienciar tanto a los profesionales como a los *amateurs* de que deben beber líquidos regularmente durante la práctica deportiva.

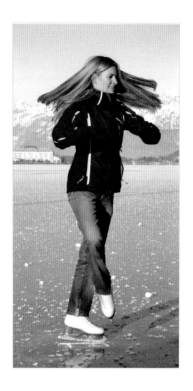

LA VERTIENTE

ARTÍSTICA DEL PATINAJE OBLIGA A LOS DEPORTISTAS A MANTENER UNA FIGURA ARMÓNICA.

Dieta para deportes de deslizamiento (3.500 kcal)

Desayuno: un bol de muesli con leche desnatada, dos tostadas con queso de untar bajo en grasa, un zumo de naranja

Media mañana: dos piezas de fruta y un yogur

Comida: guisantes con atún, ensalada aliñada, 60 g de pan, dos kiwis

Merienda: una barrita energética y un plátano

Cena: pollo a la plancha con patata cocida y coliflor, una zanahoria y un yogur

ENTRENAMIENTO

Después: un puñado de nueces y tres tortas de arroz

FÚTBOL

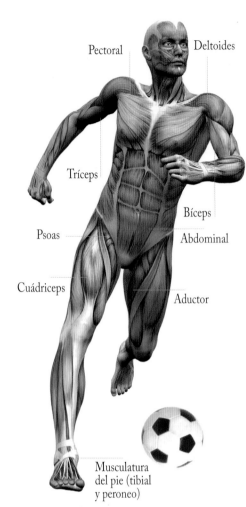

Pectoral

Deltoides

Tríceps

Bíceps

Psoas

Abdominal

Cuádriceps

Aductor

Musculatura
del pie (tibial
y peroneo)

LA FORMA FÍSICA DE
UN FUTBOLISTA DEBE
PREVER TANTO LA
VELOCIDAD COMO EL
FONDO EN CARRERA.

El fútbol es un deporte claramente interválico. Se basa en jugadas de corta duración con *sprints* cortos seguidos de tiempo de descanso o de intensidad mucho más baja. Debido a lo grande que es el campo, los jugadores deben correr distancias relativamente largas. Como fuente energética, en el fútbol se usa el sistema de fosfágenos y el glucógeno muscular degradado por vía anaeróbica en las fases de *sprints* y el glucógeno degradado por vía aeróbica durante el resto del tiempo de juego. **La duración de un partido de fútbol es de 90 minutos divididos en dos tiempos de 45 minutos, con un descanso entre cada uno de 15 minutos.** Debido a esto, el jugador de fútbol debe trabajar también el fondo para poder aguantar un partido intenso entero sin que su rendimiento disminuya al final (se estima que la **distancia media que puede recorrer un futbolista en un partido es de unos 10 km**). Se debe trabajar el sistema tampón para ser capaz de amortiguar y disminuir rápidamente los niveles de lactato en sangre en las fases de menor intensidad o descanso para retardar así la fatiga. La reposición de agua y carbohidratos que vayan llenando las pérdidas es básica para un rendimiento óptimo.

Los jugadores deben tratar de beber de forma regular e ingerir algún hidrato de carbono, aunque sea en forma de líquido. **Se usarán los descansos o las faltas para aprovechar para beber.** Como en ocasiones no es posible disponer de tiempo suficiente de manera regular para beber, es necesario que se empiece un partido con un estado óptimo de hidratación y con las reservas musculares de glucógeno llenas al máximo. Las

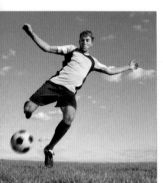
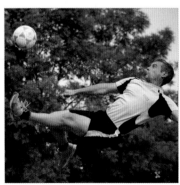
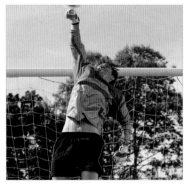
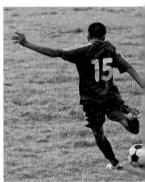

condiciones ambientales juegan también un papel importante, ya que el fútbol se juega al aire libre, por lo que en ambientes calurosos las pérdidas de líquidos son aún mayores y habría que beber todavía más para mantener el volumen sanguíneo.

Al ser un deporte que se juega con el pie, la mayor parte del trabajo recae en el tren inferior y el torso. Si a esto se le añade que se juega en hierba de gran espesura, (para reducir el impacto de las caídas y los golpes), el trabajo muscular en las piernas es aún mayor, ya que al ser un terreno blando, la resistencia al movimiento se incrementa. Los futbolistas deben tener una masa muscular potente, pues de ella dependerá la eficacia de sus *sprints*.

Para mantener la masa magra, los futbolistas deben comer una cantidad adecuada de proteínas (1,5 g/kg de peso), pero su dieta debe contener la cantidad necesaria de hidratos de carbono (el 65% del total de la energía). **La ingesta calórica media es de unas 4.000 cal/día en hombres y unas 3.200 cal/día en mujeres.** Al iniciar un partido o un entrenamiento, los niveles de glucógeno muscular deben estar al máximo; es decir, las reservas musculares deben estar llenas. En determinados grupos musculares (los que más trabajan, como pueden ser las piernas) el hecho de empezar con los depósitos al máximo no es suficiente para aguantar todo el partido, por lo que es muy importante que los jugadores aprovechen cualquier oportunidad que tengan para **beber alguna bebida isotónica** que, además, contenga hidratos de carbono (al 6-7%). Las pautas de hidratación y alimentación que se deben seguir antes, durante y después son las ya comentadas en este libro.

Dieta para fútbol (3.000 kcal)

Desayuno: cuatro tostadas con mermelada o miel, un yogur desnatado, café o té, un zumo de naranja

Media mañana: dos piezas de fruta, una barrita de cereales

Comida: lentejas estofadas, pechuga de pollo a la plancha con patata asada

Merienda: 100 g de fresas con leche

Cena: salmón a la plancha con ensalada y arroz blanco, una pieza de fruta

Antes de dormir: un yogur desnatado

ENTRENAMIENTO

Durante: 500 ml de zumo o bebida isotónica

Después: tres tortas de maíz

BALONCESTO

En este deporte, a diferencia de en el fútbol, donde el trabajo de las piernas es el más importante, existe un equilibrio entre el trabajo muscular del miembro superior y el inferior. El baloncesto es un deporte, como el fútbol, interválico, en el que se suceden *sprints* cortos seguidos de fases de recuperación o de intensidad menor. Al ser las dimensiones del campo más reducidas, las distancias que se deben recorrer son menores, aunque **en el baloncesto las acciones son más dinámicas y seguidas** al haber, por un lado, menos jugadores y, por otro, al hecho de que todos juegan en defensa y en ataque durante todo el tiempo de juego. El jugador de baloncesto debe ser rápido, ágil y resistente. Por lo general son muy altos, lo que dificulta aún más que sean ágiles.

LA MANERA DE EQUILIBRAR LA ALTURA Y LA AGILIDAD DEL JUGADOR SE CONSIGUE CON UNA DIETA ADECUADA.

Por todo esto, es muy importante que el jugador de baloncesto tenga un peso corporal adecuado, con mucha masa magra y baja masa grasa, ya que esta última no mejora la fuerza ni la potencia, pero aumenta el numero de kilos de peso que hay que mover, por lo que tener un elevado peso corporal a costa de masa grasa es perjudicial para el rendimiento. Al ser los jugadores de baloncesto muy altos, como norma, suelen tener **un volumen corporal grande, aunque debemos poner especial énfasis en que sea magro,** para asegurarnos así una mejor coordinación, mayor agilidad y menor riesgo de lesiones.

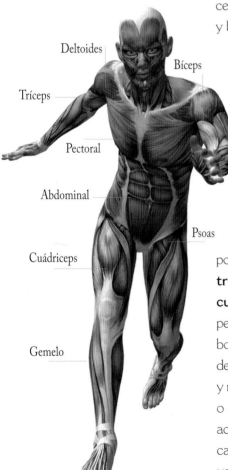

- Deltoides
- Bíceps
- Tríceps
- Pectoral
- Abdominal
- Psoas
- Cuádriceps
- Gemelo

Para aguantar todo un partido a la misma intensidad, la reposición de líquidos y carbohidratos es fundamental. **La estructura del baloncesto divide el tiempo del partido en cuatro tiempos con un descanso entre cada uno,** lo que permite usar estas paradas para rehidratarse e ingerir algún carbohidrato en forma de líquido o sólido (hay que tener cuidado de elegir bien los alimentos y que estos contengan carbohidratos y no muchas grasas; en ocasiones se eligen barritas energéticas o chocolate, que contienen muchas grasas, por lo que no son aconsejables). Como el reglamento del baloncesto permite hacer cambios continuos e ilimitados en los jugadores, trataremos de usar el tiempo de banquillo para rehidratarnos adecuadamente

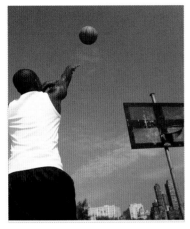
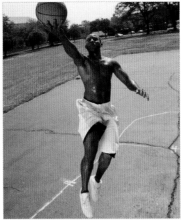
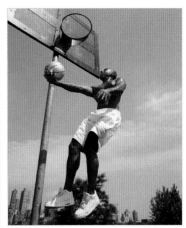

EL BALONCESTO DEMANDA un gasto energético similar al del fútbol.

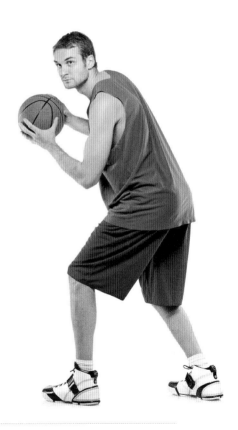

y tomar algún carbohidrato que recupere nuestros depósitos musculares. Durante el tiempo de juego de cada jugador, se usarán los tiempos muertos, las faltas, los cambios de jugadores, etc., para beber, aunque no se tenga sed. Debemos incluir esta práctica como una rutina en cada partido, algo automático que se hace cada vez que se dispone de la oportunidad. **Consumir hidratos de carbono durante el partido**, aunque los jugadores piensen que no les hace falta, ayuda a mantener el rendimiento tanto al final del partido como al final de la temporada.

Por lo general, se ha observado que muchos deportistas no ingieren las cantidades necesarias o adecuadas de carbohidratos, tomando en su lugar dietas ricas en grasas. Esto no solo puede ser un problema a la hora de **mantener el peso corporal óptimo**, sino que no se recuperan los depósitos musculares de glucógeno, lo que influirá en el rendimiento tanto a corto como a largo plazo.

◼ Dieta para baloncesto (3.000 kcal)

Desayuno: dos tostadas con rodajas de tomate natural y queso bajo en grasa, una pieza de fruta en trozos con 60 g de cereales y yogur y un café o infusión

Media mañana: tres *crackers* con salmón ahumado y un puñado de almendras

Comida: hamburguesa de carne de ternera magra con lechuga, tomate, cebolla y pepinillos, un poco de kepchup y mostaza, un yogur

Merienda: un plátano y una naranja, cuatro tortitas de maíz

Cena: crema de calabacín con picatostes, un huevo duro con atún, un flan

VOLEIBOL Y BALONMANO

El **voleibol** es un deporte que se caracteriza por acciones de juego de corta duración y de gran intensidad, alternadas por cortos periodos de descanso. Las partes del cuerpo que más se ejercitan son las extremidades superiores e inferiores y la intensidad de esfuerzo es alta. **Una característica peculiar es que los jugadores van rotando posiciones a medida que van consiguiendo puntos, por lo que todos deben jugar en todas las posiciones.** Las condiciones físicas necesarias son potencia y fuerza muscular, resistencia y potencia cardiovascular, resistencia y potencia anaeróbica, flexibilidad, agilidad, velocidad de reacción (velocidad en la contracción muscular) y equilibrio.

El somatotipo del jugador de voleibol es ectomesomórfico, ya que son personas altas y bastantes delgadas, aunque por practicar deporte están musculados. Este somatotipo tiene unos requerimientos energéticos basales muy elevados, por lo que los jugadores de voleibol deben comer la cantidad de energía suficiente y el porcentaje óptimo de hidratos de carbono (no inferior al 60% del total calórico). **Uno de los factores más importantes en el voleibol es la capacidad de salto**, que se basa en la potencia muscular de las piernas y la velocidad de reacción de las fibras musculares de las mismas. Los continuos saltos que tiene que hacer un jugador de voleibol para bloquear o rematar necesitan de ATP y glucógeno muscular. Por tanto, el aporte de estos tanto antes, durante como después del entrenamiento o del partido es básico para mantener un rendimiento óptimo a corto plazo en un partido y, a largo plazo, en el torneo o la liga.

El **balonmano** es un deporte de características bastante similares al baloncesto. Las dimensiones del campo son parecidas y la intensidad y el trabajo muscular también. El balonmano trabaja todas las habilidades físicas básicas, como son la velocidad,

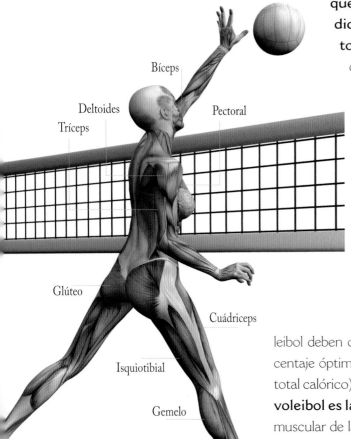

Bíceps

Deltoides

Tríceps

Pectoral

Glúteo

Cuádriceps

Isquiotibial

Gemelo

EL VOLEIBOL

SE JUEGA EN PISTA INTERIOR, PERO LA MODALIDAD DE VOLEY PLAYA SE JUEGA SOBRE ARENA EN EL EXTERIOR.

la coordinación, el equilibrio, la velocidad de reacción, la resistencia y la relación oculo-manual. En balonmano las acciones de ataque y defensa se suceden rápidamente, lo que obliga o los jugadores a reaccionar de forma rápida y organizada. El trabajo del tren inferior es tan importante como el del superior, así como la capacidad mental de pensar con rapidez. **Los desplazamientos en todas las direcciones posibles, los saltos, las fintas y las frenadas bruscas** con cambios de dirección **hacen que este deporte sea muy interválico** con fases de gran intensidad seguidas de pausas muy cortas. El glucógeno muscular es, nuevamente, la fuente energética principal, sin olvidar el ATP, que será el sustrato principal para los *sprints*, los saltos y todos los movimientos explosivos cortos.

La dieta de un jugador de balonmano será similar a la de cualquier jugador de deportes de equipo interválicos, con un aporte alto de hidratos de carbono, suficiente de proteínas (1,2 g/kg - 1,4 g/kg de peso) y moderada en grasa. **El aporte de líquidos debe ser regular** tanto en los entrenamientos como en los partidos.

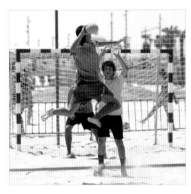 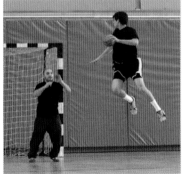 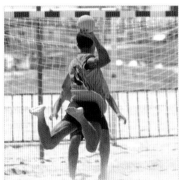

LOS JUGADORES DEBEN TENER fácil acceso a bebidas, tanto isotónicas con hidratos de carbono como agua, en partidos y entrenamientos, y beber en cada ocasión que puedan (cambios de jugador, tiempos muertos o descanso).

◼ Dieta para voleibol y balonmano (3.000 kcal)

Desayuno: 50 g de pan tostado con queso para untar bajo en grasa, ocho galletas María, un zumo natural, café o infusión

Media mañana: un yogur con un puñado de cereales, una manzana

Comida: trucha al gusto (sin salsas grasas) con dos patatas asadas grandes, un vaso de gazpacho, dos mandarinas

Merienda: un sándwich de pechuga de pavo y tomate, 500 ml de bebida para deportistas

Cena: ensalada de pasta con atún y huevo duro, 30 g de pan, un flan

RUGBY, HOCKEY, BÉISBOL

Todos son deportes de equipo, de más o menos impacto, en los que se mezclan las carreras cortas y explosivas con periodos de menor esfuerzo de más larga duración.

Los jugadores de rugby dependen mucho de la fuerza y potencia muscular, aunque, como el campo es grande, en ocasiones tienen que correr distancias relativamente largas a máxima velocidad para esquivar al adversario y hacer un ensayo. El hockey, a su vez, también usa prioritariamente el glucógeno muscular y el ATP, al igual que el béisbol, que, además de ser de gran intensidad física, lo es también mental. **En todos ellos es muy importante que los jugadores tomen la cantidad suficiente de hidratos de carbono y de energía diaria,** así como un 15% del total calórico proveniente de proteínas y un consumo bajo, en torno al 25%, en forma de grasas. Una ingesta prolongada baja en hidratos y calorías puede conducir a un estado de fatiga que limitará el rendimiento.

AL SER DEPORTES QUE COMBINAN FUERZA DE PIERNAS CON UN TRABAJO DEL TREN SUPERIOR, PARTICIPA LA MUSCULATURA DEL CUERPO ENTERO.

Si bien es habitual que estos jugadores tiendan a comer más proteínas y grasas de las aconsejadas y menos hidratos de carbono, tenemos que tener cuidado si cambiamos los porcentajes de la dieta, bajando el consumo de grasas y aumentando el de carbohidratos, ya que al ser estos últimos de menor contenido calórico, podría pasar que el aporte diario de energía no fuera suficiente, lo que afectaría directamente a la masa magra. Los jugadores deben **comer suficientes carbohidratos,** pero asegurándose de que el aporte calórico es también suficiente.

Como todos estos deportes se basan principalmente en la vía anaeróbica como fuente de energía, el mantener las reservas musculares de glucógeno y ATP es de máxima prioridad. Al darse

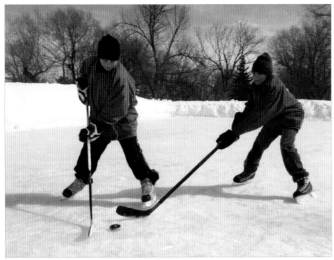

EXISTEN TRES

MODALIDADES DE HOCKEY: SOBRE PATINES, HOCKEY HIERBA Y SOBRE HIELO; LAS TRES CON UNA EXIGENCIA E INTENSIDAD MUY ALTAS.

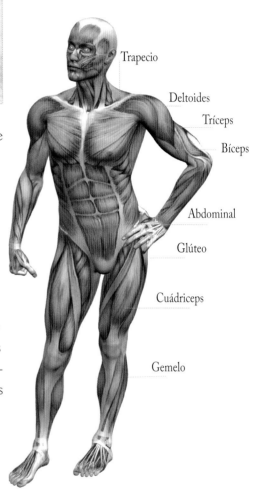

Trapecio

Deltoides

Tríceps

Bíceps

Abdominal

Glúteo

Cuádriceps

Gemelo

series de gran intensidad, la temperatura corporal sube mucho, lo que provoca abundante sudoración, esto unido al ambiente cálido del béisbol o del rugby, o al frío con mucha ropa y protecciones del hockey, dará como resultado que los jugadores de estos tres deportes suden en abundancia.

Este hecho nos lleva, de nuevo, a **resaltar la importancia de la hidratación y de beber lo suficiente antes, durante y después del partido** o entrenamiento. Para asegurarnos la reposición de los depósitos de glucógeno, incluiremos en el agua carbohidratos al 6-7% de concentración (se venden preparados en tiendas especializadas).

Dieta para rugby, hockey y béisbol (3.000 kcal)

Desayuno: 60 g de cereales con leche desnatada, cinco galletas María, café o infusión, un zumo natural

Media mañana: cuatro tortitas de arroz con jamón cocido bajo en grasa, un kiwi

Comida: crema de zanahoria, un filete de ternera a la plancha con aceite de oliva y guarnición de ensalada, dos mandarinas

Merienda: un plátano, 25 g de pan con queso bajo en grasa, un puñado de pasas, 500 ml de bebida para deportistas

Cena: ensalada campera (de patata, huevo duro, zanahoria y atún) y aliño de aceite de oliva, un yogur, dos peras

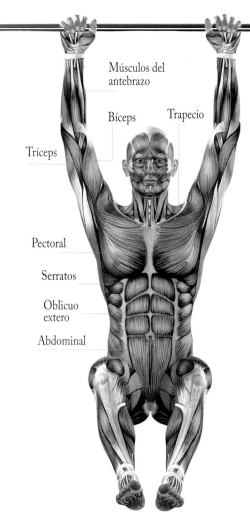

Músculos del
antebrazo

Bíceps   Trapecio

Tríceps

Pectoral

Serratos

Oblicuo
extero

Abdominal

EL GIMNASTA
NECESITA TENER
MUCHA FUERZA MUSCULAR
Y, PARA ESO, DEBE
CONSUMIR LA ENERGÍA
SUFICIENTE.

GIMNASIA ARTÍSTICA DEPORTIVA

En esta modalidad deportiva se realizan series cortas y explosivas que no suelen sobrepasar los dos minutos de duración, lo que hace de la gimnasia un deporte anaeróbico de alta intensidad. **Las fibras musculares predominantes son las de contracción rápida,** con mucha capacidad de generar fuerza y potencia, pero muy poca capacidad oxidativa, por lo que su posibilidad de usar las grasas como fuente energética es muy baja. Esto, unido a la tendencia normal de los gimnastas a mantener una figura delgada, hace que el consumo de grasas deba estar limitado (aunque siempre se debe consumir un porcentaje adecuado para mantener las funciones vitales). Que **los gimnastas tengan un peso corporal bajo,** permite mayor agilidad, control espacial y reducción del riesgo de lesiones, ya que las recepciones en el suelo tras las acrobacias o las salidas de los aparatos, aunque se hacen en superficies blandas, suponen un impacto muy fuerte sobre las articulaciones, y si el peso del gimnasta está por encima del deseado, el impacto es mayor.

Las sesiones de entrenamiento en gimnasia son muy largas, aunque el tiempo real de entrenamiento no es tanto. Hay muchos descansos y recuperaciones, ya que los gimnastas trabajan en cada serie o pasada a intensidad máxima, por lo que necesitan recuperar los depósitos musculares antes de hacer otra ronda. Por todo esto, **es muy importante que la dieta de un gimnasta esté adaptada y equilibrada tanto en el aporte calórico como en el de nutrientes.** El escaso consumo de grasas, la necesidad de mantener un peso corporal bajo tanto por salud, prevención de lesiones y estética, como la necesidad de ganar o mantener la cantidad de masa muscular corporal hace que el consumo de grasas deba ser muy bajo.

El hecho de que se trabaje a intensidades muy altas supone un gasto energético grande que el gimnasta deberá consumir, ya que si no, irá perdiendo progresivamente masa muscular o le será imposible ganarla. **El aporte de hidratos de carbono debe estar en torno al 65% del total energético,** pues al ser un trabajo básicamente anaeróbico, la principal fuente energética es el ATP y el glucógeno degradado sin presencia de oxígeno. La fuerte presión que sufren, sobre todo las gimnastas, por mantenerse pequeñas y delgadas puede llegar a provocar restricciones fuertes en la dieta que llevará a la gimnasta a reducir su masa muscular.

El objetivo de este deporte es realizar acrobacias y ejercicios de fuerza de un gran nivel de dificultad, pero de manera artística y sin que parezca que cuesta ningún esfuerzo. A las gimnastas se les pide que sonrían y que parezcan ligeras y gráciles aunque estén realizando elementos muy complejos. **Es muy habitual encontrar gimnastas femeninas con amenorrea primaria** (con más de 16 años y aún no han tenido su primera menstruación) o secundaria (han tenido su primera menstruación, pero se les vuelve a retirar durante largos periodos de tiempo). Esto se debe al bajo porcentaje de grasa corporal que tienen, en muchos casos por debajo de lo recomendado. La falta de menstruación puede ocasionar problemas graves de huesos, anemias o problemas hormonales, por tanto, aunque las gimnastas deban mantener un porcentaje de grasa corporal bajo, debemos intentar que la ingesta diaria sea suficiente para su salud.

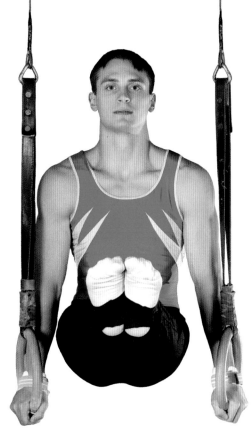

Dieta para gimnasia artística (2.500 kcal)

Desayuno: dos tostadas de pan integral con un chorrito de aceite de oliva en una y una cucharada de miel en la otra, un yogur desnatado

Media mañana: dos manzanas, una barrita energética

Comida: pollo asado con una patata asada, ensalada con lechuga, maíz, tomate y pimiento, aliñada

Merienda: 100 g de fresas o frambuesas, un paquete de *crackers*

Cena: salmón a la plancha con puré de patatas, dos zanahorias, ensalada, una bola de helado pequeña

Antes de dormir: un yogur desnatado

ENTRENAMIENTO

Durante: un zumo de frutas o bebida isotónica y agua

Después: un puñado de dátiles o ciruelas claudias y tres tortas de maíz

GIMNASIA RÍTMICA

Esta modalidad de gimnasia pone especial énfasis en la flexibilidad. Las gimnastas trabajan muy duro para tener unas extensiones, en muchos casos, fuera de lo normal. **Pero además de una flexibilidad enorme, este deporte exige mucha fuerza y control corporal y espacial,** ya que se trabaja con aparatos (cuerda, mazas, pelota, cinta y aro). Las gimnastas entrenan muchas horas en las que realizan agotadoras sesiones de preparación física, ballet, flexibilidad y técnica. La fuerza en el miembro inferior ha de ser extraordinaria para mantener las elevaciones de piernas, poder hacer saltos y lanzamientos y girar de puntillas con el cuerpo en posiciones fuera del eje.

Pero si la gimnasia artística ponía mucho énfasis en la parte estética, la rítmica se basa principalmente en su parte artística y estética. **Se busca una delgadez extrema para potenciar la apariencia de miembros largos** y embellecer las líneas. Aunque las piernas están musculadas y muy fuertes, la apariencia externa no puede dar sensación de volumen. En la gimnasia rítmica se buscan miembros longilíneos de extrema delgadez. Como parece evidente, cualquier deportista que entrene muchas horas al día, necesitará un aporte energético alto para cubrir las necesidades diarias. El caso de las gimnastas de rítmica es especial, ya que para mantener esa extrema delgadez, se someten a restricciones calóricas severas sin tener en cuenta las consecuencias que pueden ocasionar. Si una gimnasta quiere mantener su com-

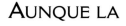

Musculatura lumbar

Aductor

Isquiotibial

Musculatura abdominal

Sartorio

Gemelo

AUNQUE LA MUSCULATURA DE LAS PIERNAS TRABAJA LA FUERZA, EN ESTE DEPORTE SE BUSCA UNA ELONGACIÓN DE LOS MÚSCULOS DEL TRONCO (ABDOMINALES Y LUMBARES).

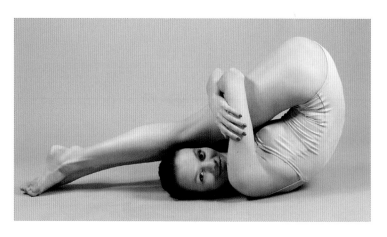

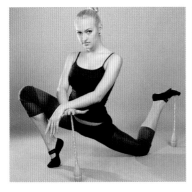
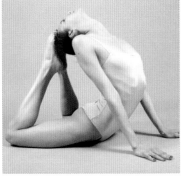
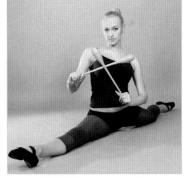

posición corporal dentro de lo que se considera apropiado para tener el máximo rendimiento deportivo sin poner en peligro su salud, deberá ingerir una cantidad de energía y nutrientes adecuada sin que eso esté reñido con mantener un peso corporal bajo. **La dieta de una gimnasta deberá ser baja en grasa y apropiada en carbohidratos y proteínas.** Como su peso corporal es muy bajo, unos 45 kg-50 kg para bastante altura (suelen medir 165 cm-170 cm), el aporte de proteína será de 60 g/día-70 g/día. Si la ingesta diaria es de en torno a las 2.000 cal, el porcentaje de proteínas será del 15%. El consumo de hidratos de carbono será del 65% y el de grasas estará por debajo del 20%. La distribución de las comidas se hará en cinco tomas para evitar los cambios de glucemia y la tendencia lipogénica, y el aporte de líquidos no será inferior a los dos litros diarios.

LAS GIMNASTAS entrenan muchas horas en las que realizan agotadoras sesiones de preparación física, ballet, flexibilidad y técnica.

Dieta para gimnasia rítmica (2.000 kcal)

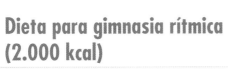

Desayuno: un bol de cereales con leche desnatada, un puñado de pasas, un zumo de naranja

Media mañana: un sándwich de pan de molde integral con jamón cocido y queso bajo en grasa

Comida: lentejas con arroz, una zanahoria, un flan

Merienda: dos piezas de fruta, un yogur

Cena: pechuga de pavo a la plancha con ensalada, 40 g de pan, un plátano

ENTRENAMIENTO

Después: una barrita energética

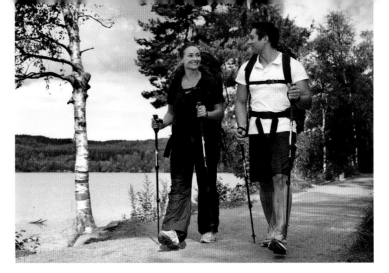

CAMINAR DESARROLLA UN TRABAJO FÍSICO COMPLETO APTO PARA CUALQUIER PERSONA Y QUE NO NECESITA UN EQUIPAMIENTO MUY COMPLEJO NI UNAS INSTALACIONES DEPORTIVAS ESPECÍFICAS.

CAMINAR, NORDIC WALKING

El origen de esta actividad física **surgió en Finlandia a principios de los años 1930** cuando el equipo local finlandés de esquí nórdico (o esquí de fondo) empezó a entrenar con la técnica de esquí nórdico también durante el verano, caminando y corriendo con bastones de esquí. Esta práctica es un importante método de entrenamiento de fuera de temporada para todos los esquiadores de esquí nórdico de competición, así como de otros deportes. **A partir de mediados de los 90, se empieza a extender la práctica por otros países como Alemania, Austria o Suiza, volviéndose muy popular.** Gran parte de esta popularidad se debe a que el aprendizaje es muy rápido y a su vez la sensación de cansancio durante la práctica es muy baja.

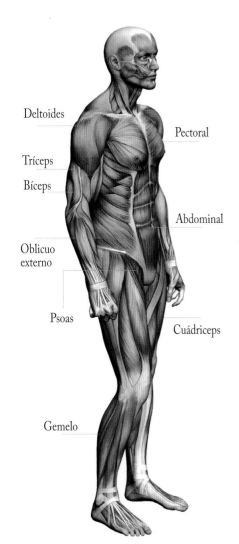

Deltoides
Pectoral
Tríceps
Bíceps
Abdominal
Oblicuo externo
Psoas
Cuádriceps
Gemelo

Es un trabajo físico completo apto para cualquier persona y que no necesita un equipamiento muy complejo (solo ropa deportiva cómoda y los bastones) ni unas instalaciones deportivas específicas (se puede hacer en cualquier sitio). **Utiliza un gran número de grupos musculares (abdominales, brazos, pectorales, espalda, cuello, piernas) en un mismo movimiento**, incluyendo el tren superior y reduce los microimpactos aminorando sustancialmente la presión sobre tobillos, rodillas y cadera (a diferencia del running o de la marcha convencional que utiliza solo el tren inferior y donde los microimpactos son mayores). **Las vibraciones que produce el bastón al apoyarse sobre el suelo generan una vibración óptima para el fortalecimiento de los huesos sin dañar las articulaciones, contribuyendo a la prevención de la osteoporosis.** A su vez, mejora notablemente el consumo de oxígeno y la capacidad cardiovascular, así como el consumo de calorías (por encima de las 410 cal/h).

Es una actividad recomendada como comienzo, para mejorar la capacidad aeróbica y ganar fuerza muscular, de manera segura y sin riesgo de lesiones. **Se puede practicar solo o en compañía**, lo que, además de añadirle un factor social a la actividad hace que el hecho de ir conversando mejore aún más la capacidad aeróbica al aumentar el consumo de oxígeno.

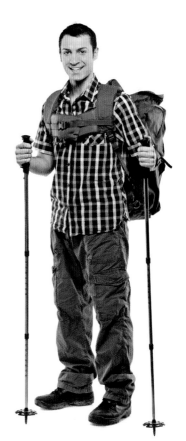

En lo referente a la dieta, bastará con seguir las pautas nutricionales generales, incluyendo un porcentaje de hidratos de carbono adecuado y **asegurándonos de llevar líquidos para ingerir durante la práctica, así como beber suficiente agua o bebida isotónica al finalizar,** para asegurarnos de reponer las pérdidas hídricas por sudoración. Existen en el mercado mochilas preparadas para poder beber directamente de un dispensador de bebidas sin tener que parar la actividad.

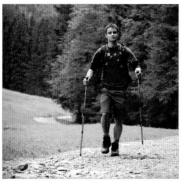
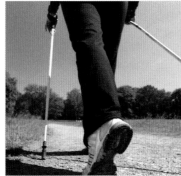
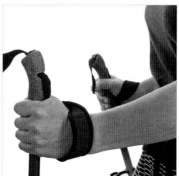

DEBEMOS TRATAR DE CAMINAR CON LOS HOMBROS RELAJADOS y los bastones en posición diagonal, apoyando el pie desde el talón hasta los dedos.

Dieta para caminar (2.500 kcal)

Desayuno: un zumo de naranja, un vaso de leche desnatada con cinco galletas María integrales y un puñado de pasas

Media mañana: un puñado de uvas y otro de nueces

Comida: ensalada de pasta con maíz, tomate, lechuga y pimiento, con aliño de aceite de oliva, vinagre y sal, un yogur

Merienda: una barrita energética

Cena: un filete de ternera a la plancha con puré de patatas, un yogur

Antes de dormir: medio mango

Lesiones más habituales

EJERCICIOS PREVENTIVOS Y REHABILITADORES

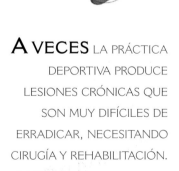

A menudo, decidimos comenzar a practicar un deporte concreto sin tener un conocimiento claro de la técnica, características o necesidades físicas del mismo.

Esto puede llevarnos, en muchos casos, a sufrir una lesión, tanto por sobrecarga como por traumatismo agudo. Es muy importante que conozcamos el deporte que vamos a practicar para poder así disminuir al máximo la aparición de lesiones. Veamos los dos tipos de lesiones:

• **Por traumatismo agudo:** se producen cuando hay una caída, un golpe o un accidente que nos provoca la lesión de forma instantánea ocasionando una fractura, lesión tendinosa, muscular o ligamentosa, una contusión o traumatismo. Estos accidentes, a menudo, son difíciles de prevenir y prever, aunque sí es cierto que podemos intentar minimizarlos al máximo poniendo énfasis en las medidas de seguridad, por ejemplo; usando protecciones (cascos, coderas rodilleras) en deportes como el ciclismo, monopatín, esquí…; usando ropa adecuada al deporte según las condiciones climáticas y la temperatura a la que se practique, como un neopreno en triatlón, una gorra en el golf, ropa que permita la transpiración en deportes de equipo o de fondo, las protecciones en deportes de combate, o las calleras en gimnasia artística. Cabe destacar que un estado de forma física bueno y un conocimiento amplio del deporte que practicamos ayuda, por lo general, a reducir la incidencia de estas lesiones. Las lesiones por trauma agudo más comunes son: **esguinces, fracturas o fisuras óseas, luxaciones o subluxaciones y roturas fibrilares.** Más adelante en este apartado se explicarán con más detalle cada una de ellas.

• **Por sobrecarga:** se producen por realizar un movimiento erróneo o mal ejecutado de manera repetida a lo largo del tiempo, lo que ocasiona que el aparato locomotor se resienta sufriendo daños. Las lesiones por sobrecarga más comunes son

A VECES LA PRÁCTICA DEPORTIVA PRODUCE LESIONES CRÓNICAS QUE SON MUY DIFÍCILES DE ERRADICAR, NECESITANDO CIRUGÍA Y REHABILITACIÓN.

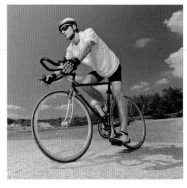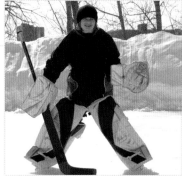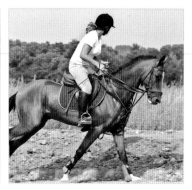

EN LOS DEPORTES CON UN RIESGO DE CAÍDA, como el patinaje, la equitación o el ciclismo, es más típico sufrir lesiones por traumatismo agudo.

tendinitis, contracciones musculares, fracturas de estrés o cartilagopatías (condromalacias, degeneración del cartílago…). Este tipo de lesiones se producen, en la mayoría de los casos, por **una mala ejecución técnica de un movimiento concreto, por una mala postura, o por una repetición demasiado exagerada** de un mismo movimiento sin control. Es necesario conocer la técnica del deporte para poder hacer los movimientos técnicos correctamente, reduciendo así la aparición de estas lesiones tan molestas y, en muchas ocasiones, de difícil y larga curación. Así como resulta bastante complicado poder prevenir en su totalidad las lesiones por trauma, ya que no podemos prever cuándo nos vamos a tropezar y caer, a resbalar con la bici o a torcer un tobillo, **es más sencillo prevenir las lesiones por sobrecarga mediante una buena técnica, un material deportivo adecuado,** unas instalaciones deportivas óptimas, una correcta alimentación y realizando un calentamiento previo al ejercicio y unos estiramientos musculares posteriores.

Aun así, las lesiones son el pan de cada día de los deportistas y debemos aprender a aceptarlas como parte integrante de la práctica de actividad física, **intentando prevenirlas y reducirlas al máximo o poniendo todos los medios posibles para la recuperación** una vez que ocurren. Estudiemos las lesiones una por una.

EL MÉTODO

UNIVERSAL PARA TRATAR UNA LESIÓN ANTES DE ACUDIR AL MÉDICO ES APLICAR HIELO, COMPRESIÓN, ELEVACIÓN Y REPOSO.

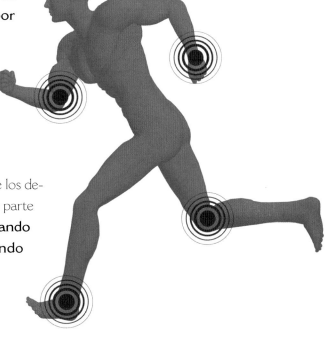

LESIONES POR TRAUMA DIRECTO

Esguinces

Es una distensión de un ligamento que se produce cuando se sobrepasa el grado de movilidad máximo de una articulación, lo que provoca que los ligamentos que fijan y sujetan esa articulación den de sí y se alarguen más de lo normal produciendo una inestabilidad en dicha articulación y dolor al moverla. **Se debe aplicar frío, justo después de que se produzca la lesión, durante 15-20 minutos** y repetir esta aplicación las 48 horas siguientes cada tres o cuatro horas para reducir lo máximo posible el derrame interno y la inflamación. Se colocará la extremidad o la articulación dañada en alto y se harán movimientos suaves, siempre sin dolor, para facilitar el retorno venoso y disminuir la pérdida de tono muscular. Si hay que someter la zona lesionada a un estrés, como andar o mover la articulación, se hará un vendaje compresivo estabilizador para proteger la zona. **Si se va a estar en reposo total y no se va a mover la zona, se puede quitar el vendaje, lo que hará más fácil la aplicación de frío o pomadas.** Se debe acudir a un médico especialista que valore el grado de la lesión y determine el tratamiento. Si una persona es propensa a tener esguinces en una articulación concreta, como el tobillo, la rodilla o las cervicales, deberá hacer ejercicios fortalecedores para prevenir posibles futuras torceduras. En el caso de los tobillos, un ejemplo de ejercicios que se pueden hacer son: andar con los pies volcados hacia adentro y hacia afuera; recoger una toalla o tela con los dedos de los pies, como si se la quisiera acercar hacia uno mismo; hacer circunducciones apoyando una tabla o superficie plana sobre una pelota, apoyar el pie encima y trazar círculos. **Para las rodillas se recomienda trabajar las cuatro porciones del cuádriceps (el recto anterior y los tres vastos) por igual para que estén compensadas.** Lo más común es que el vasto externo sea el más débil, por lo que deberemos fortalecerlo para tener la rodilla compensada. Un ejercicio que se puede hacer es, sentado en una silla, con algo de peso en el tobillo, rotar la rodilla hacia dentro y hacer los últimos 15 grados de extensión de la rodilla.

EL ESGUINCE DE TOBILLO es quizá la lesión más común. Si se trata de una rotura, la radiografía indicará con claridad dónde está y en qué grado.

Fracturas

Si se sospecha que puede haber una fractura o fisura ósea, es necesario acudir al hospital para que nos hagan una placa para estar seguros y, en caso afirmativo, saber la magnitud, la localización y posición exacta de la misma. Si la radiografía confirma que hay una fractura, deberemos seguir las instrucciones del especialista. La única forma de poder prevenir una fractura es teniendo unos huesos fuertes y una condición física buena, lo que se consigue con una alimentación adecuada y practicando actividad física.

Contracturas

Se producen cuando el músculo se acorta en una contracción muscular, pero al cesar esta, no vuelve a su posición de reposo, lo que hace que las fibras se queden acortadas, formando un abultamiento que produce dolor y alteración del normal funcionamiento del músculo. **Suele aparecer cuando dicho músculo realiza una actividad a más intensidad de la que se puede o con una función que no es la adecuada.** Las contracturas pueden aparecer en el momento en el que estamos realizando el ejercicio o después. Las primeras se producen porque hay una acumulación de los metabolitos, lo que provoca dolor e inflamación al no haber una suficiente irrigación sanguínea que depure la zona. Las segundas se deben a la fatiga excesiva de las fibras (contracturas por sobrecarga que se explican en el siguiente apartado), que, al acabar el ejercicio, ven disminuida su capacidad de relajación. La mejor forma de prevenir una contractura muscular es trabajar el músculo de forma adecuada, sin llevar más peso del

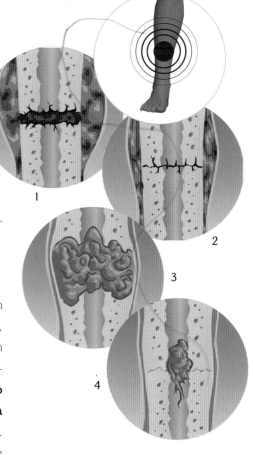

1

2

3

4

LA ILUSTRACIÓN DE ARRIBA muestra el proceso de curación del hueso tras una fractura ósea.

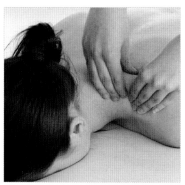

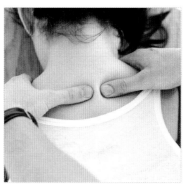

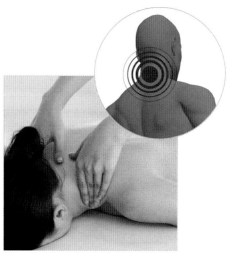

LOS DEPORTISTAS

DEBEN BUSCAR UN FISIOTERAPEUTA DE CONFIANZA PARA TRATAR CON MASAJES LAS LESIONES QUE SE PROVOQUEN.

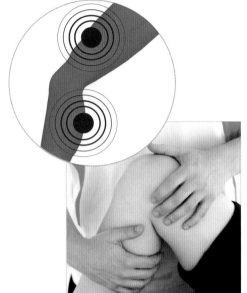

que se puede o durante más tiempo del que soportamos, o bien sin someterlo a cargas mayores para las que está preparado. **Se debe hacer siempre un calentamiento previo que prepara el músculo para el esfuerzo** y planear el entrenamiento de manera progresiva según el nivel de forma. Al terminar el entrenamiento, hay que estirar siempre para ayudar a la recuperación muscular y mejorar la distensión del músculo. Si aun así se produce una contractura, acudiremos al fisioterapeuta para que nos indique el tratamiento más adecuado. Los relajantes musculares y antiinflamatorios son fármacos que relajan la musculatura y reducen la contracción. Se suelen utilizar sobre todo en los casos en los que el dolor es muy

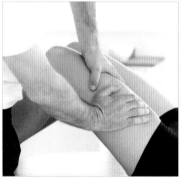 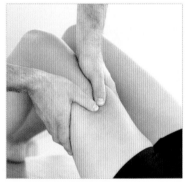

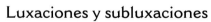

acusado y bajo prescripción médica: **Otra opción es el calor local para conseguir un efecto relajante y analgésico; también masajes que ayuden a relajar el músculo aumentando el flujo sanguíneo,** lo que mejorará la recuperación de tejidos y limpieza de metabolitos, además de propiciar una relajación del músculo, reduciendo la tensión y el dolor. Los estiramientos y la actividad ligera en el agua son aconsejables tras la fase aguda de la contracción.

Luxaciones y subluxaciones

Se denomina **luxación a la salida de un hueso que forma una articulación fuera de los límites anatómicos** de esta, produciéndose una separación de los dos huesos que forman la articulación de manera permanente. Si la fuerza que provoca la luxación no es demasiado grande y los ligamentos que fijan la articulación son capaces de sujetarla en parte, **haciendo que los dos huesos no se separen del todo, entonces se denomina subluxación.** Puede ocurrir que tras el trauma-

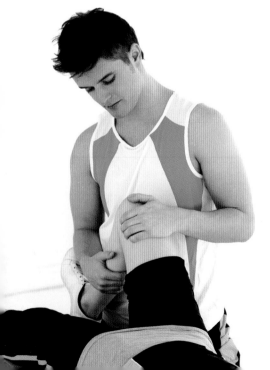

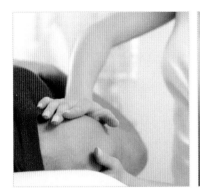
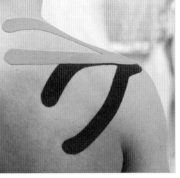
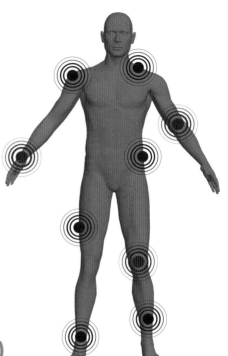

tismo que luxa la articulación, ambos huesos recuperen su posición normal, o que se queden fuera, lo que obligaría a tener que colocar las dos partes. Si se vuelve a poner en su sitio de manera espontánea, los daños son menores, ya que las estructuras de la articulación están sometidas menos tiempo a estrés.

Lesiones por traumatismo agudo (resumen)

ESGUINCE (distensión de un ligamento)

Causas: movimiento brusco que supera los límites articulares y produce una elongación excesiva de uno o varios ligamentos que fijan dicha articulación.

Prevención: fortalecer la musculatura de la articulación en cuestión y evitar situaciones de excesivo riesgo.

FRACTURAS Y FISURAS (rotura total o parcial de un hueso)

Causas: traumatismo sufrido sobre el hueso afectado por encima de la fuerza que este tolera, lo que provoca que se rompa.

Prevención: tener una musculatura fuerte, consumir suficiente calcio, vitamina D y fósforo, y evitar situaciones de riesgo excesivo.

CONTRACTURAS (acortamiento permanente de las fibras musculares)

Causas: mal trabajo físico, agotamiento de los depósitos energéticos musculares, o falta de calentamiento y estiramientos.

Prevención: adaptar el entrenamiento a cada persona y su nivel de forma física, calentar siempre antes de entrenar y estirar al final de cada sesión.

LUXACIONES Y SUBLUXACIONES (separación de las dos superficies óseas que forman una articulación por encima de las distancias anatómicas normales)

Causas: traumatismo sufrido sobre la articulación de intensidad mayor que la que los ligamentos que protegen la articulación pueden soportar.

Prevención: tener una musculatura fuerte y unos ligamentos estables. Evitar hacer repetitivamente determinados movimientos de máxima amplitud que puedan debilitar o lesionar los ligamentos o tendones de esa articulación.

LESIONES POR SOBRECARGA

Son muchos los deportistas que padecen lesiones por sobrecarga, ya que, en la mayoría de los casos, **los entrenamientos se basan en la repetición de movimientos** concretos, que aunque estén correctamente ejecutados **inciden una y otra vez sobre una parte concreta suponiendo un trabajo excesivo para la articulación o el músculo.** Como solo las fibras que funcionan correctamente pueden trabajar, si seguimos sometiendo a la zona a la misma intensidad que cuando estaba sana, el esfuerzo recae sobre menos fibras que harán todo el trabajo, lo que empeora la lesión. Si además tenemos en cuenta que en muchos casos esos movimientos tienen algún problema de ejecución, la sobrecarga aumenta. Por este motivo es importante que el plan de entrenamiento se adapte a cada deportista para minimizar los efectos, así como disponer y utilizar las instalaciones y materiales más adecuados para la práctica deportiva. **El calentar adecuadamente antes de cada entrenamiento o competición, así como estirar al final de los mismos, es fundamental para reducir el riesgo de lesiones por sobrecarga.** A menudo, los deportistas tienen la idea de «cuanto más, mejor» y si entrenar una hora es bueno, entrenar dos es el doble de bueno. El cuerpo no es una máquina y necesita tanto descansar como fases donde la intensidad del entrenamiento baje para poder recuperarse de los periodos de actividad fuerte. Si no respetamos los ciclos de entrenamiento, estaremos sobrecargando el cuerpo con la consiguiente reducción del rendimiento y una mayor probabilidad de padecer lesiones. Dentro de las lesiones por sobrecarga más comunes podemos encontrar:

Tendinitis

Inflamación de un **tendón (cordón fibroso que une el músculo con el hueso)** por el uso repetitivo o inapropiado que lo somete a un esfuerzo excesivo. Es una lesión muy frecuente que puede darse en cualquier tendón aunque las más comunes son: tendinitis del rotuliano, tendinitis del Aquiles, tendinitis poplítea, y tendinitis del manguito de los rotadores.

EL DESCANSO FORMA PARTE IMPORTANTE DEL MISMO ENTRENAMIENTO, YA QUE DAMOS TIEMPO AL CUERPO A ASIMILAR EL TRABAJO DEPORTIVO. ENTRENAR DE MÁS NO SIRVE DE NADA Y NOS LESIONAREMOS MÁS FACILMENTE.

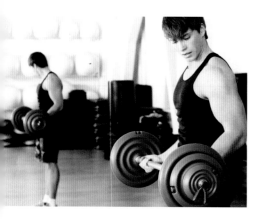

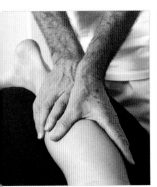
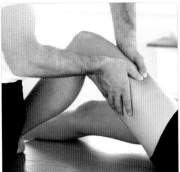
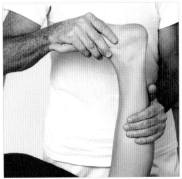
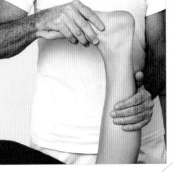

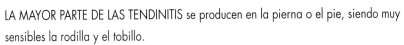

LA MAYOR PARTE DE LAS TENDINITIS se producen en la pierna o el pie, siendo muy sensibles la rodilla y el tobillo.

Tendinitis del rotuliano: el tendón rotuliano es el que une el cuádriceps con la tibia. Es un tendón muy potente que realiza mucha fuerza y soporta mucha carga. Un mal apoyo en la zancada de la carrera, una zapatilla volcada o un terreno muy duro pueden producir un roce excesivo de este tendón con la tibia o la rótula, o dañar las fibras produciendo la inflamación. La forma de prevenir esta dolencia es usando una zapatilla con buena amortiguación; correr o hacer deporte en terrenos blandos, siempre que se pueda, **evitando los asfaltos y pavimentos;** fortalecer las cuatro porciones del cuádriceps por igual para que no haya descompensaciones que modifiquen la trayectoria normal de la flexo-extensión de la rodilla y tener unos isquiotibiales flexibles que permitan relajar el tendón. En el caso de que exista ya la lesión, se reducirá el volumen de entrenamiento, se aplicará frío en la zona y se puede acudir al fisioterapeuta para que nos dé masajes.

Tendinitis del Aquiles: también conocida **como pie de atleta, se produce por una inflamación del tendón de Aquiles;** es decir, el que une el gemelo con el calcáneo (talón). El Aquiles es el tendón más potente de todo el cuerpo y soporta una fuerza muy grande, ya que es el encargado de recibir todo el peso y tensión de una persona. Esta lesión se produce por movimientos de carrera repetitivos en los que el pie debe hacer mucha fuerza para realizar su movimiento normal de elevación y descenso. En las primeras fases, se inflama solo la vaina que recubre el tendón, pero si no se para el ejercicio, se puede llegar a sufrir lesiones graves en el propio tendón. Para prevenirlo, estiraremos siempre los gemelos tras la actividad física y llevaremos un calzado adecuado, no muy rígido y con buena amortiguación.

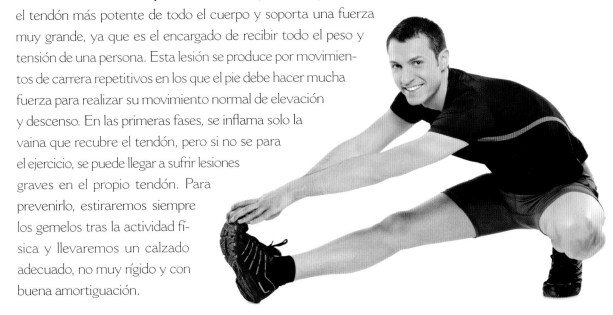

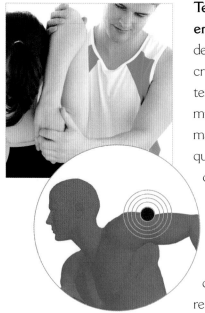

Tendinitis poplítea: el poplíteo es un músculo que está en la parte posterior de la rodilla y su función es limitar el desplazamiento anterior del fémur, trabajo que realiza junto al cruzado anterior. Cuando corremos en descenso, se aumenta la tendencia del fémur a desplazarse hacia delante, lo que aumenta mucho la tensión en esta zona y puede llegar a provocar la inflamación. Para prevenir este problema, podemos usar una plantilla que nos limite la pronación del pie; es decir, que se vuelque hacia dentro (para relajar la tensión) y evitar correr cuesta abajo.

Tendinitis del manguito de los rotadores: es la lesión típica de hombro en deportes como el tenis, los lanzamientos o la natación. Se produce por repetir movimientos que requieren elevar los brazos por encima de la cabeza, con pesos, resistencias o haciendo mucha fuerza. Si se continúa haciendo los movimientos que lesionan, se puede llegar a romper un tendón, el manguito del rotador o producirse una luxación.

Fracturas de estrés
Son pequeñas grietas que se producen en los huesos causadas por impactos sucesivos y repetitivos. Las zonas donde se producen más habitualmente son los huesos de la parte media del pie o en la tibia. Para prevenirlas, correremos siempre con un calzado adecuado y evitaremos cuando sea posible las superficies duras.

E<small>L CODO</small> <small>DE TENISTA NO ES UNA LESIÓN EXCLUSIVA DE ESTE DEPORTE; A VECES SE DA EN PERSONAS QUE TRABAJAN CON ORDENADOR, POR EJEMPLO.</small>

Codo de tenista
Su nombre médico es epicondilitis lateral. Se produce por un trabajo repetido en los músculos del antebrazo que se originan en el epicóndilo lateral del húmero. El dolor aparece al mover la muñeca o al rotar el antebrazo (la acción de usar un destornillador), por lo que se lo llama codo de tenista, al ser una lesión típica de este deporte. Fortalecer la musculatura del antebrazo antes de someterlo a intensidades fuertes puede ayudar a prevenir esta dolencia.

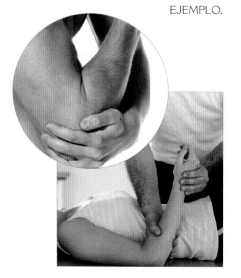

Codo de golfista
También conocido como epicondilitis medial. En esta lesión se sobrecargan los tendones y músculos del epicóndilo medial del húmero al forzar la rotación interna del antebrazo. Los tenistas

durante el saque, los golfistas en el *swing*, la práctica continuada del baloncesto, o llevar una maleta muy pesada puede producir esta lesión. Una técnica depurada o un buen tono muscular en la zona ayudarán a prevenir la sobrecarga.

Síndrome del piramidal

El piramidal o piriforme es un músculo que está en la parte posterior de la espalda a la altura del sacro y llega hasta el trocánter del fémur. Su principal función es la de rotador externo y abductor de la cadera. Como es un músculo que no se suele estirar, **es muy normal que se sobrecargue**, lo que puede producir abultamiento, el cual a su vez puede presionar el nervio ciático. Este tipo de ciática se caracteriza por dolor en la zona del glúteo que se irradia hacia la pierna, pero sin dolor en la zona lumbar de la espalda (cuando la ciática está producida por pinzamiento óseo, duele al arquear la espalda hacia atrás). Los estiramientos suaves y los masajes suelen aliviar la tensión muscular y con ello la presión sobre el nervio. La mejor forma de prevenir esta lesión es estirar la zona regularmente.

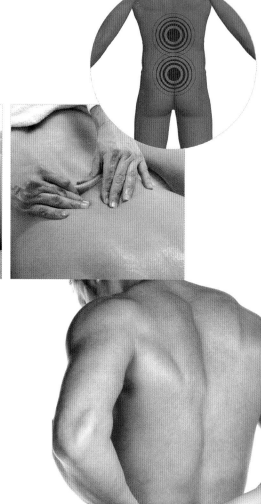

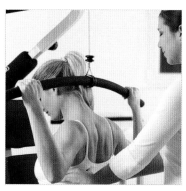
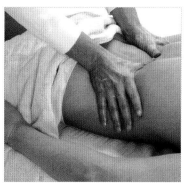

Dolor lumbar

La zona lumbar o parte baja de la espalda tiene que soportar todo el peso y carga del cuerpo. Las vértebras en esa zona son grandes, pero de todas formas, se necesita de la ayuda de la musculatura para mantener una postura correcta que garantice la salud de la espalda. Actualmente, es muy común que el tono muscular de las personas en la zona abdominal y de la cintura pélvica no sea el adecuado, lo que produce descompensaciones y malas posturas. Esto provoca una presión excesiva sobre los discos intervertebrales, lo que puede derivar en una protusión

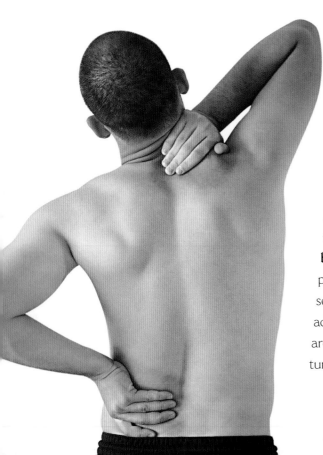

EL DOLOR LUMBAR Y CERVICAL ES MUY COMÚN ENTRE DEPORTISTAS Y PERSONAS QUE NO PRACTICAN DEPORTE: TRABAJAR CARGANDO PESO O FRENTE A UN ORDENADOR TAMBIÉN SON FACTORES DE RIESGO PARA SUFRIRLOS.

(cuando el disco se desplaza un poco dentro del espacio inter-vertebral) o una hernia discal (si el disco sale fuera del espacio intervertebral). Para evitar que esto ocurra, así como los dolores asociados, se necesita tener un tono abdominal y de la muscu-latura paravertebral (músculos próximos a las vértebras) ade-cuado, los isquiotibiales no acortados y la pelvis recta (lo que se consigue con los abdominales y el glúteo). **Trabajar en una correcta posición corporal será muy útil.** Ejercicios como el pilates, que se centran en la educación postural global y sobre todo de la faja abdominal, son muy beneficiosos en este sentido. Un exceso de curvatura en la zona lumbar de la espalda provo-cará también mucha curvatura en la zona del cuello y la zona cervical, lo que sobrecarga la musculatura y produce dolores y molestias. La sobrecarga excesiva del trapecio (músculo de los laterales del cuello) es una de las dolencias más comunes. **Estirar la zona, así como una posición corporal correcta, ayuda a aliviar los dolores.** Si se realizan deportes de impacto, es muy aconsejable llevar calzado apropiado y con buena amorti-guación para disminuir al máximo los microtraumatismos sobre la zona y proteger los discos intervertebrales.

Contracturas por sobrecarga en general

Ocurren cuando se repite demasiado tiempo la contracción sobre un músculo o grupo mus-cular, provocando fatiga y la incapacidad de ese músculo para volver a relajarse. Una co-rrecta alimentación que nos asegure unos de-pósitos energéticos óptimos, un entrenamiento adecuado y estirar tras cada sesión de práctica deportiva previene en buena medida la aparición de contracturas por sobrecarga.

A modo de resumen podemos decir que tener una musculatura fuerte y una condición física buena es fundamental para prevenir lesiones y problemas del sistema músculo-esquelético. En lo que se refiere a factores externos, el uso de un calzado adecuado, correr en superficies blandas como hierba o arena y evitar correr en cuestas hasta que la muscula-tura esté fuerte, puede ayudarnos a prevenir numerosas

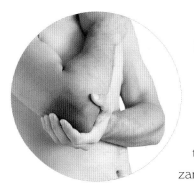

lesiones relacionadas con la práctica deportiva. A la hora de programar el entrenamiento, deberemos tener en cuenta incluir fases de recuperación adecuadas y suficientes, estar bien nutridos e hidratados y realizar siempre un calentamiento previo y una vuelta a la calma, que incluya estiramientos, al final. **Deberemos tener siempre en cuenta las características personales** y el momento y estado de forma para que la actividad física realizada se adapte a cada uno.

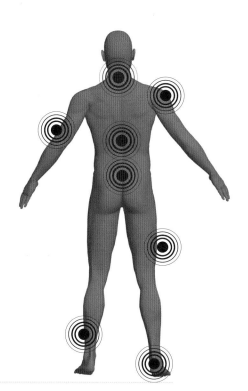

Lesiones por sobrecarga

TENDINITIS (inflamación de un tendón)

Causas: esfuerzo excesivo y repetitivo de un músculo que provoca una tensión elevada sobre el tendón de inserción. Repetir muchas veces un movimiento mal ejecutado que produce un roce o erosión del tendón.

Prevención: realizar los movimientos con una técnica correcta, llevar un calzado apropiado; si se corre, hacerlo en un terreno blando, y calentar y estirar en cada entrenamiento.

FRACTURAS DE ESTRÉS (rotura progresiva de un hueso por microimpactos sucesivos)

Causas: los microimpactos que se dan sobre ciertos huesos, como los metatarsos o la tibia, hacen que se vayan deteriorando hasta llegar a romperse del todo. Un estado óseo no muy bueno agrava la situación.

Prevención: correr siempre con una zapatilla adecuada y sobre terreno blando, fortalecer los grupos musculares implicados, y calentar y estirar en cada entrenamiento.

SÍNDROME DEL PIRAMIDAL (pinzamiento del nervio ciático por un excesivo tono del músculo piramidal debido a una sobrecarga)

Causas: el exceso de tensión muscular aprisiona el ciático produciendo dolor, que se irradia hacia la pierna.

Prevención: estirar la zona y tener una musculatura fuerte.

DOLOR LUMBAR Y CERVICAL

Causas: exceso de tensión muscular, exceso de curvatura lumbar, falta de tono muscular en el abdomen, isquiotibiales acortados, mala postura corporal, o práctica deportiva inadecuada.

Prevención: trabajar el centro del cuerpo (abdomen, glúteo, costados) estirar los isquiotibiales, mantener una postura corporal correcta, realizar un entrenamiento adecuado a cada persona, y calentar y estirar antes de cada sesión de entrenamiento.

Índice

Términos usuales

A

Adiposo, tejido. Formado exclusivamente por células que contienen en su citoplasma una voluminosa gota de grasa, o bien muchas gotitas de grasa dispersas en el mismo.

Adrenalina. Hormona segregada principalmente por la masa medular de las glándulas suprarrenales, poco soluble en agua, levógira y cristalizable. Es un poderoso constrictor de los vasos sanguíneos, y se usa como medicamento hemostático.

Amenorrea. Enfermedad que consiste en la supresión del flujo menstrual.

Aminoácido. Sustancia química orgánica en cuya composición molecular entran un grupo amino y otro carboxilo. De ellas, 20 son los componentes fundamentales de las proteínas.

Antiinflamatorio. Que combate la inflamación.

Ateroma. Acumulación local de fibras y lípidos, principalmente colesterol, en la pared interna de una arteria, con estrechamiento de su luz y con posible infarto del órgano correspondiente.

C

Caloría. Unidad de energía térmica equivalente a la cantidad de calor necesaria para elevar la temperatura de un gramo de agua en un grado centígrado de 14,5 °C a 15,5 °C, a la presión normal; equivale a 4,185 julios.

Colesterol. Alcohol esteroídico, blanco e insoluble en agua. Participa en la estructura de algunas lipoproteínas plasmáticas y a su presencia en exceso se atribuye la génesis de la aterosclerosis.

D

Diuresis. Excreción de la orina o cantidad de orina producida en un tiempo determinado.

E

Enzima. Proteína que cataliza específicamente cada una de las reacciones bioquímicas del metabolismo.

F

Fermentación. Acción y efecto de fermentar. Dicho de los hidratos de carbono: degradarse por acción enzimática, dando lugar a productos sencillos, como el alcohol etílico.

G

Glicerol. Líquido incoloro, espeso y dulce, que se encuentra en todos los cuerpos grasos como base de su composición. Es un alcohol.

Glucógeno. Hidrato de carbono semejante al almidón, de color blanco, que se encuentra en el hígado y, en menor cantidad, en los músculos y en varios tejidos, así como en los hongos y otras plantas criptógamas. Es una sustancia de reserva que, en el momento de ser utilizada por el organismo, se transforma en glucosa.

Glucosa. Aldohexosa de seis átomos de carbono. Sólido blanco, muy soluble en agua, de sabor muy dulce, que se encuentra en casi todos los frutos maduros.

H

Hematíe. Célula roja de la sangre. También conocido como glóbulo rojo.

Heterogéneo. Compuesto de partes de diversa naturaleza.

Hiponatremia. Disminución del contenido de sodio en sangre.

Hidrato de carbono. Cada una de las sustancias orgánicas formadas por carbono, hidrógeno y oxígeno, que contienen los dos últimos elementos en la misma proporción que la existente en el agua; por ejemplo, la glucosa, el almidón y la celulosa.

Hormona. Producto de secreción de ciertas glándulas que, transportado por el sistema circulatorio, excita, inhibe o regula la actividad de otros órganos o sistemas de órganos.

L

Lactato. Cuerpo resultante de la combinación del ácido láctico con un radical simple o compuesto

Leucocito. Célula blanca o incolora de la sangre y la linfa, que puede trasladarse a diversos lugares del cuerpo con funciones defensivas.

Lípido. Cada uno de los compuestos orgánicos que resultan de la esterificación de alcoholes, como la glicerina y el colesterol, con ácidos grasos.

M

Macronutriente. Nutriente que forma parte de la dieta en una proporción grande.

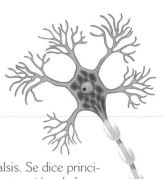

Maltodrextrina. Sacáridos nutritivos definidos por el grado de la hidrólisis del almidón. Son productos de la hidrólisis del almidón con un equivalente de dextrosa (ED) menor de 20.

Menarquia. Momento de la aparición de la primera menstruación.

Micronutriente. Sustancias requeridas en pequeñas cantidades por el organismo que se aportan con los alimentos sin proporcionar energía.

Mitocondria. Orgánulo de las células eucariontes en el que tiene lugar la respiración celular.

Molécula. Unidad mínima de una sustancia que conserva sus propiedades químicas. Puede estar formada por átomos iguales o diferentes.

Monosacárido. Polialcohol con un grupo adicional aldehídico o cetónico. Puede constar de tres, cuatro, cinco, seis o siete átomos de carbono. Existen monosacáridos libres, por ejemplo, la glucosa, o como unidades constituyentes de oligosacáridos y polisacáridos, como, la celulosa.

N

Neurona. Célula nerviosa, que generalmente consta de un cuerpo de forma variable y provisto de diversas prolongaciones, una de las cuales, de aspecto filiforme y más larga que las demás, es el axón o neurita.

Neurotransmisor. Dicho de una sustancia, de un producto o de un compuesto, que transmite los impulsos nerviosos en la sinapsis.

O

Oligosacárido. Hidrato de carbono formado por un escaso número de monosacáridos.

Osmol. Número total de partículas de un soluto.

Osmolaridad. Número de osmoles por litro de una disolución.

P

Palatabilidad. Buen sabor de un alimento.

Panículo. Capa de tejido adiposo situada debajo de la piel de los vertebrados.

Péptido. Molécula formada por la unión covalente de dos o más aminoácidos.

Peristáltico. Que tiene peristalsis. Se dice principalmente del movimiento de contracción a lo largo de los intestinos para impulsar los materiales de la digestión. También tejido formado exclusivamente por células que contienen en su citoplasma una voluminosa gota de grasa o bien muchas gotitas de grasa dispersas en el mismo.

pH. (Sigla de potencial de Hidrógeno) Índice que expresa el grado de acidez o alcalinidad de una disolución. Entre 0 y 7 la disolución es ácida, y de 7 a 14, básica.

Polisacárido. Hidrato de carbono formado por una larga cadena de monosacáridos; por ejemplo, el almidón, la celulosa y el glucógeno.

Pronación. Movimiento del antebrazo que hace girar la mano de fuera hacia dentro presentando el dorso de ella.

Proteína. Sustancia constitutiva de las células y de las materias vegetales y animales. Es un biopolímero formado por una o varias cadenas de aminoácidos, fundamental en la constitución y funcionamiento de la materia viva, como las enzimas, las hormonas, los anticuerpos, etc.

Purina. Base nitrogenada formada por dos anillos heterocíclicos.

S

Saturado. Dicho de un compuesto químico orgánico: sus enlaces covalentes, por lo general entre átomos de carbono, son de tipo sencillo.

T

Tiroides. Se dice de una glándula endocrina de los animales vertebrados situada por debajo y a los lados de la tráquea y de la parte posterior de la laringe. En el hombre está delante y a los lados de la tráquea y de la parte inferior de la laringe.

Triglicérido. Ésteres del glicerol con tres ácidos grasos.

U

Urea. Producto nitrogenado de excreción que constituye la mayor parte de la materia orgánica contenida en la orina de los vertebrados terrestres. Es la diamida del ácido carbónico, muy soluble en el agua, cristalizable, inodora e incolora.

Índice de americanismos

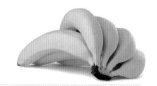

Aceite: óleo.
Aceituna: oliva.
Ajo: chalote.
Albaricoque: damasco, albarcorque, chabacano.
Alcachofa: alcahucil, alcuacil, alcací.
Almíbar: jarabe de azúcar, agua dulce, sirope, miel de abeja.
Apio: apio España, celemí, arracachá, esmirnio, panul, perejil, macedonio.
Arroz: casulla, macho, palay.
Atún: abácora, albácora, bonito.
Azúcar glas: azúcar glacé.
Bacalao: abadejo.
Berro: balsamita.
Besugo: castañeta, papamosca.
Bizcocho: biscocho, galleta, cauca.
Cacahuete: maní.
Calabacín: calabacita, zambo, zapallito, hoco, zapallo italiano.
Cereza: capulín, capulí.
Champiñón: seta, hongo.
Chocolate: cacao, soconusco.
Chuleta: bife.
Col: repollo.
Coliflor: brócoli, brécol.
Escarola: lechuga crespa.
Frambuesa: mora.
Fresa: frutilla.
Gamba: camarón, langostino.
Garbanzo: mulato.
Gelatina: jaletina, granetina
Guisante: alverja, arveja, chicharro, petit pois, poroto.
Hierbabuena: hierbasana, hierbamenta, huacatay.

Higo: tuna.
Huevo: blanquillo.
Jamón: pernil.
Judías: frijoles, carotas.
Limón: acitrón, bizuaga.
Maicena: capí.
Maíz: cuatequil, capia, canguil.
Mantequilla: manteca.
Manzana: pero, perón.
Melocotón: durazno.
Merengue: besito.
Merluza: corvina.
Mora: nato.
Nata líquida: crema de leche sin batir.
Nuez: coca.
Pan de molde: pan inglés, pan sándwich, cuadrado, pan de caja.
Pasas: uva pasa, uva.
Pasas de Corinto: uva sin carozo, uva pasa.
Pastel: budin.
Patata: papa.
Pimienta: pebre.
Pimiento: ají, conguito, chiltipiquín, chiltona.
Piña: ananás, abcaxí.
Plátano: banana, banano, cambur, pacoba.
Pomelo: toronja, pamplemusa.
Puerro: ajo-porro, porro.
Requesón: cuajada.
Salchicha: chorizo, cervela, moronga.
Ternera: jata, mamón, becerra, chota, novilla, vitela.
Tomate: jitomate.
Zanahoria: azanoria.
Zumo: jugo.

Bibliografía

Bean, A., *La guía completa de la nutrición del deportista* (4.ª ed.), Paidotribo, 2010.

Benardot, D., *Nutrición Para Deportistas De Alto Nivel*, Hispano Europea - España.

Burke, L., *Nutrición en el deporte. Un enfoque práctico*, Editorial Médica Panamericana, 2007.

Gil, A., *Tratado de nutrición* (Tomos I, II, III, IV y V), Editorial Médica Panamericana, 2010.

González, J. y Villa, J. G., *Nutrición y ayudas ergogénicas en el deporte*, 1998.

Tabla de equivalencias de medidas

1 kilómetro (km) = 3.280,83 pies (ft)
1.093,61 yardas (yd)
0,62137 millas (mi)

1 gramo (g) = 0,03527 onzas (oz)

1 kilogramo (kg) = 2,20462 libras (lb)